どんどん目が良くなるマジカル・アイ MINI

〈監修〉
長崎綜合療術院　院長
徳永貴久

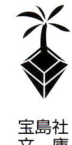

宝島社
文　庫

宝島社

1日3分、楽しみながら視力アップを図りましょう

〈監修〉長崎綜合療術院　徳永貴久

近視や遠視などの視力低下は、なぜ起こる？

人間の目は、見るものの距離に応じて、毛様体筋（水晶体を支える筋肉）が緊張したり弛緩したりして、水晶体の厚さを調節し、ピントの合った映像を網膜上に映すことで、ものをハッキリ見せるようになっています。

近視の人は、近くのものがハッキリ見えて、遠くのものがボンヤリしてしまいます。逆に遠視の人は、遠くのものはハッキリ見えて、近くものがボンヤリします。この2つは症状こそちがうものの異常が起こる原因は同じで、毛様体筋や動眼筋（眼球を動かすための眼球周囲にある筋肉）が柔軟性を失って凝り固まった状態になり、水晶体をうまく調節できなくなるために起こるケースが多いようです。

また乱視は、角膜と水晶体そのものがゆがんでいて網膜のどこにもピントが合わなくなるために、ものがぼやけたり二重に見えたりします。しかし乱視は、視力の低下とともに起こる場合が多く、視力がアップするとあまり目立たなくなります。

これらの視力に関する問題は、「マジカル・アイ」を見ることで、回復が望めるものなのです。

マジカル・アイが視力回復に役立つ理由

以前は「一度、視力が落ちてしまったら、二度ともとには戻らない」といわれていましたが、今ではそうではないことがわかってきています。

「マジカル・アイ」が視力回復に役立つ理由は、凝ってしまった目の筋肉をほぐし、本来の機能を取り戻してくれる働きがあるからなのです。

この効果にいち早く注目していたアメリカでは、〝早い人なら1日3分、2週間続けると効果が現れてくる〟とされ、多くの人が実践しています。また、「マジカル・アイ」を楽しむのに、特別な才能や訓練は一切必要ありません。ほとんどの人が10分や20分という、ごく短い時間のうちに見えるようになるはずです。

本書では、ジーン・レビン氏、ゲイリー・プリースター氏という「マジカル・アイ」先進国アメリカを代表する２人のトップ・３Ｄアーティストのオリジナル作品と、小林ひろし氏、ＳＵＴＯ氏、中山雅紀氏の作品の中から、視力回復に効果的で、かつ美しい作品を厳選し、全90点を掲載しました。

本書によって「マジカル・アイ」の面白さ、奥深さを体験し、楽しみながら視力回復に役立てていただければ幸いです。

２００４年２月

CONTENTS

本書はTJムック『どんどん目が良くなるマジカル・アイ』（2001年9月発行）、『続 どんどん目が良くなるマジカル・アイ』（2001年12月発行）を合本したものに新たな解説と解答を加え、文庫化したものです。

第1章

MAGICAL EYE

「マジカル・アイ」の楽しみ方

平行法とは？

平行法を見るためのコツ

「マジカル・アイ」の見方には「平行法」「交差法」という2つの見方があります。いずれの方法でも視力回復の効果はありますが、初心者には平行法で見るほうが適しているかもしれません。

そのため、本書に掲載している作品は、この平行法で見るように作成しています。もちろん多少見え方が異なるものの、交差法でも楽しめます。

平行法は「マジカル・アイ」より、遠いところに視線を向けたまま、〝ぼんやり見る感じ〟で焦点を「マジカル・アイ」に合わせて見る方法です。「マジカル・アイ」そのものではなく、もっと先のほうを見るような感じにしてください。

この方法で大切なのは「絶対に見てやろう！」と力みすぎないことです。上手に見るための最大のコツは、目の力が抜けたリラックスした状態にすること。

身体全体の力みを抜いて、トライしてください。

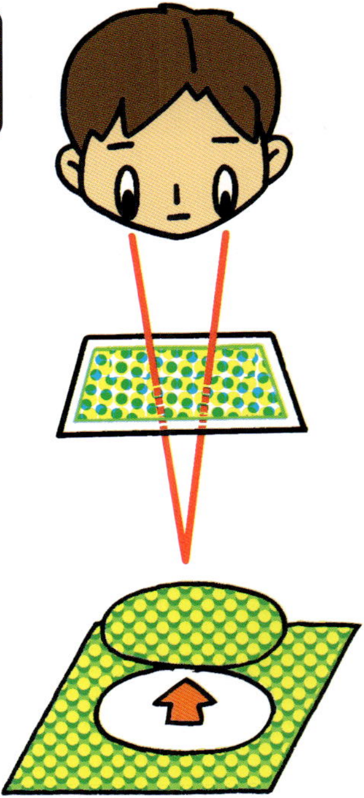

見方のコツ

平行法は、リラックスして「ぼんやり見る感じ」が大切

普段と同じ状態で「マジカル・アイ」を見ると、目の焦点は「マジカル・アイ」の中央部に合わさります。「平行法」で見るときは、視線が「マジカル・アイ」より、もっと先に向くように、遠くを眺めるように見てください。成功すると図のように、図形やイメージ（この場合は円板）が画面の手前に浮き上がって見えます。

交差法とは？

交差法を見るためのコツ

「交差法」は、「平行法」とは逆に、「マジカル・アイ」の手前で目の焦点を合わせ、〝寄り目ぎみに見る〟方法です。

寄り目が得意でない方は、右目で画面左を、左目で画面右を見るような感じを試してみてください。この感じがつかみにくいという方は、片目ずつウィンクしてみて、キチンと見えているか確認しながら行うと、よりわかりやすくなるでしょう。「マジカル・アイ」と目の間に、指を1本立てて、視線を交差させるための点を作ってあげる方法もあります。いろいろな方法を試して、自分が一番楽に見られる方法を見つけましょう。

また「マジカル・アイ」は基本的に「平行法」で楽しむように作られており、「交差法」では多少見にくい作品もあるかと思います。どのようにちがうかは、左図や19ページの例をお読みになってください。

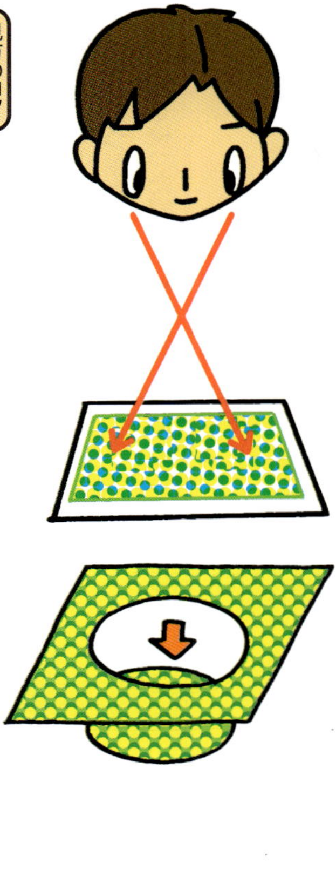

見方のコツ

交差法は、ウィンクしながら「寄り目ぎみ」で見てみよう

「交差法」は、「マジカル・アイ」の手前で視線が交差するように、寄り目ぎみにして見てください。寄り目が得意でない方は、自分の鼻先を見つめながら行うのも良いでしょう。うまく見られると、図のように、図形やイメージ（この場合は円板）が画面の奥に沈んで見えます。

マジカル・アイにトライする前に

「マジカル・アイ」を見るコツは、
視点の切り替えをスムーズに行うこと。
このコツをつかむために、
まず「指を使った視点の切り替え」を練習してみましょう。

「マジカル・アイ」を見るコツ

①
両手の人差し指を顔から
約30cm離し、
3～4cmの間隔をあけて、
顔の正面に立てます。

②
2本の指に意識を
集中したままにして、
2本の指よりも数m先の
遠くを見るようにします。

③
数10秒の間、
目を②の状態のままで
保ち、2本の指が4本に
見えるまで待ちます。

④
4本に見えたら、
同じく数10秒の間、
今度は4本の指が
3本になるまで見続けます。

⑤
④の状態
（指が3本に見える状態）で
「マジカル・アイ」を見ると、
立体視が完成します。

①

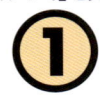

両手の人差し指を顔から約30㎝離し、3~4㎝の間隔をあけて、顔の正面に立てます。

ここで挙げている顔と指との距離、指と指との距離は、標準体型の大人の場合の目安です。小さなお子さんでしたら短めに、身体の大きな人であれば長めに、と体格に合わせて調整してください。

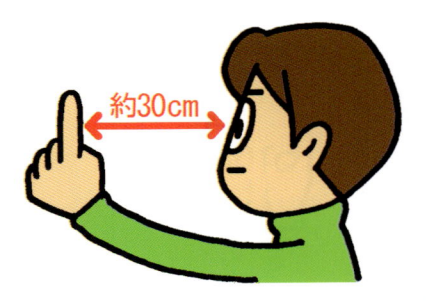

人により適正な距離は異なりますので、自分に合う距離を探してください

「マジカル・アイ」を見るコツ

②

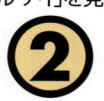

2本の指に意識を集中したままにして、2本の指よりも数m先の遠くを見るようにします。

平行法の場合は、リラックスした状態でボーッと見ているほうがうまくいくようです。

また、交差法では左の指を右目で、右の指を左目で見るようにすると見やすくなります。

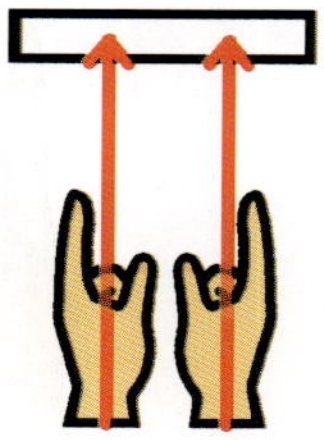

平行法の場合
2本の指より遠く、数m先を見るようにします

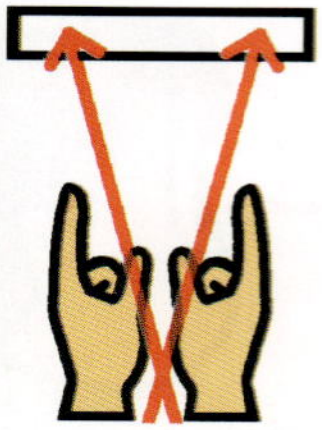

交差法の場合
寄り目ぎみにして2本の指の手前を見るようにします

「マジカル・アイ」を見るコツ

③

数10秒の間、目を②の状態のままで保ち、2本の指が4本に見えるまで待ちます。

「マジカル・アイ」が見えにくいという方のほとんどは、この〝2本の指が4本に見える〟という状態ができないようです。絶対に見てやる！と懸命になりすぎるとかえってうまくできない場合もあるので、あくまで遊び感覚で気楽にお試しください。

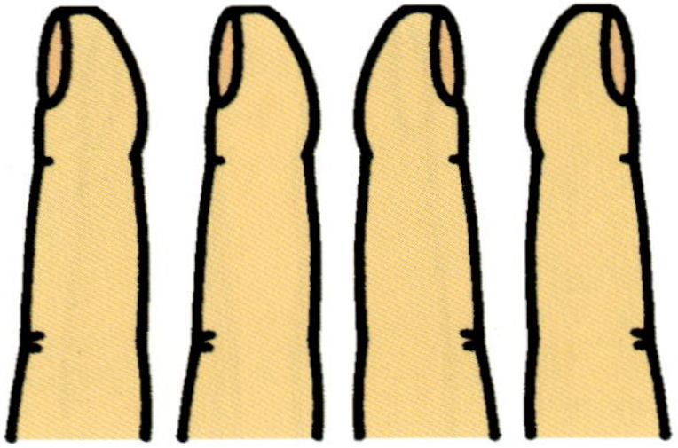

平行法、交差法ともに、指がぼやけて右指が2本、左指が2本の計4本に見えます

「マジカル・アイ」を見るコツ

④

4本に見えたら、同じく数10秒の間、今度は4本の指が3本になるまで見続けます。

「マジカル・アイ」の見え方には個人差があります。指が4本に見えている状態からすぐに3本に見える人もいれば、しばらく時間がかかる人もいます。あせらず見続けてください。

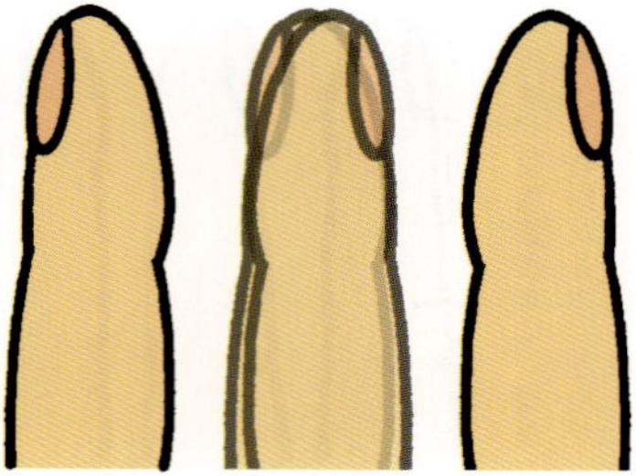

平行法、交差法ともに、外側の右指と左指は1本ずつ、内側の右指と左指が重なり、計3本に見えます

「マジカル・アイ」を見るコツ

⑤

④の状態（指が3本に見える状態）で「マジカル・アイ」を見ると、立体視が完成します。

注意！

数10秒という時間は個人差がありますので、人によってはそれより早かったり、時間がかかるなど、必ずしもこのようにならない場合もあります。26ページからの「Q&A」コーナーでも「マジカル・アイ」の見方のコツを紹介していますので、そちらも参考にしてみてください。

このページは本を横にしてお読み下さい。

練習問題

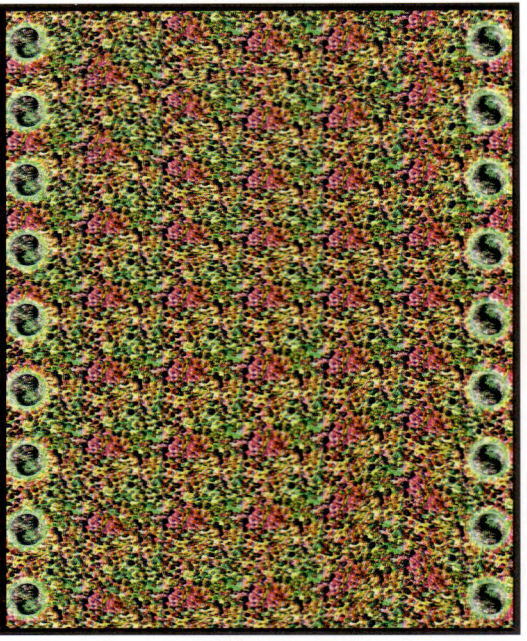

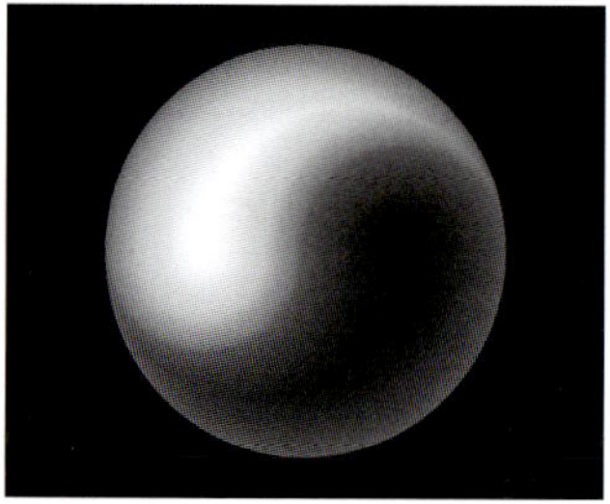

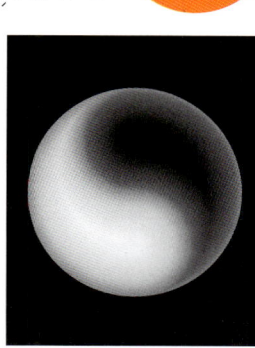

平行法で見ると

平行法で見た場合、隠された絵全体が手前に浮き上がって見えます。練習問題では、白い部分が手前に、黒い部分が奥にへこんで見えます。また、絵がそのまま立体的に見える作品では、全体が立体的になるうえに、描かれているものの数が1つ多く見えます。

こんなふうに見えます

解答図は凹凸がわかりやすいように、白黒で表現していますが、実際はカラーで見えます。

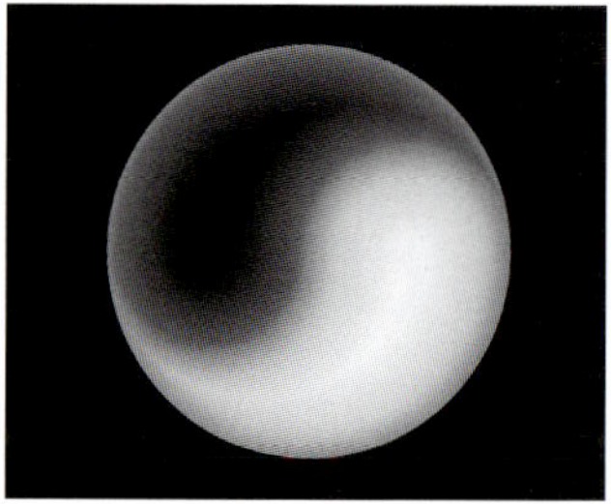

交差法で見ると

交差法で見た場合、平行法とは逆に、隠された絵全体が画面奥に沈んで見えますが、見えてくる絵の凹凸は平行法と逆になります。絵がそのまま立体的に見える作品では、全体が立体的になるうえに、描かれているものの数が1つ多く見えます。

なかなか見えないという人に

12～17ページの「指を使った視点の切り替え」が
あまりうまくいかなかった方や実際に「マジカル・アイ」を
見るとうまくいかない、そんな方は、このページをチェック！

「マジカル・アイ」を見るコツ

STEP 1

指でソーセージを作ってみる

STEP 2

遠くを見てから「マジカル・アイ」を見てみる

STEP 3

「マジカル・アイ」を近づけてから、離して見る

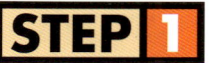

STEP 1

指でソーセージを作ってみる

「指を使った視点の切り替え」がうまくいかなかったときは、まず自分の目線がどうなっているかを自覚するためのテストをしてみましょう。指先に目線を集中させると、指と指との間に「指のソーセージ」が現れるはずです。これが一番簡単な「マジカル・アイ」の感覚を捉える方法です。さあ、もう一度トライしてみましょう。

左右の人差し指の指先を合わせて、合わさった指先の部分をじっと見つめてください

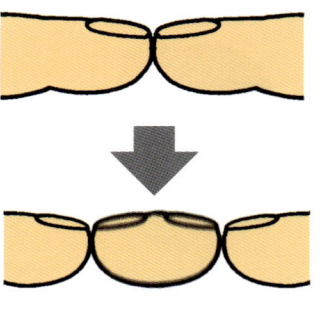

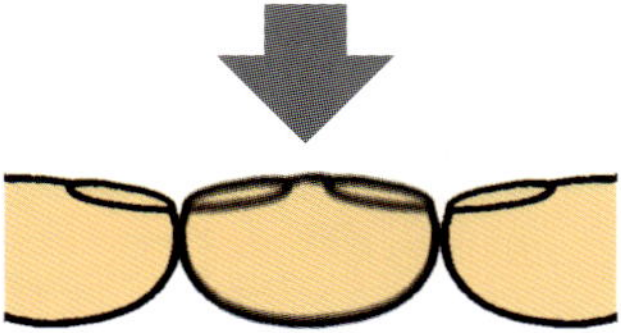

次に指先より遠くを見ると、指先の間にこのような「指のソーセージ」が見えてきます

STEP 2

遠くを見てから「マジカル・アイ」を見てみる

何度がんばっても「平行法」で見られない、という方は、この「遠くを見てから、マジカル・アイを見る方法」を試してみましょう。左の解説のように遠くにあるものを見てから、手前の「マジカル・アイ」に視線を移す方法や、顔の前に2本の指を目の幅で立てて、指の間から数m先を見るようにする方法などを試してください。

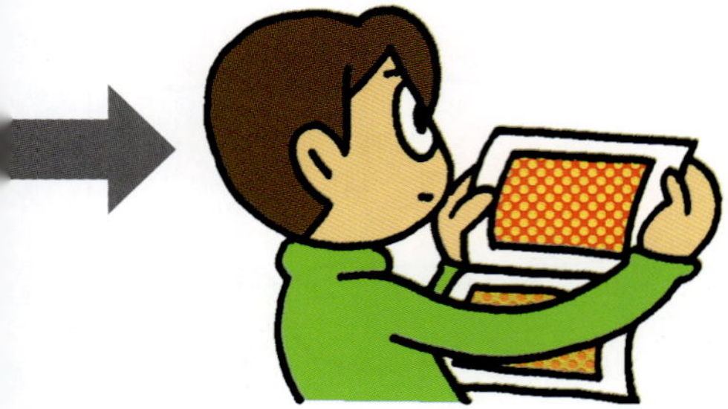

最初はぼやけて見えますが、すぐに絵が浮かび上がってきます。焦点がもとにもどってしまったら、前の動作を繰りかえして下さい

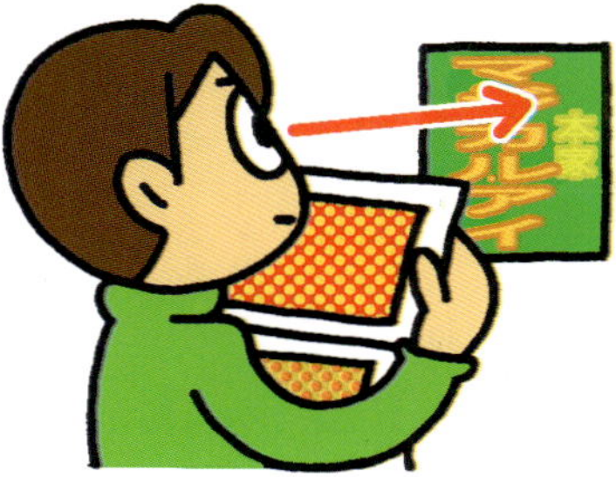

「マジカル・アイ」を持ったまま、3～4mくらい先にあるものを見つめます

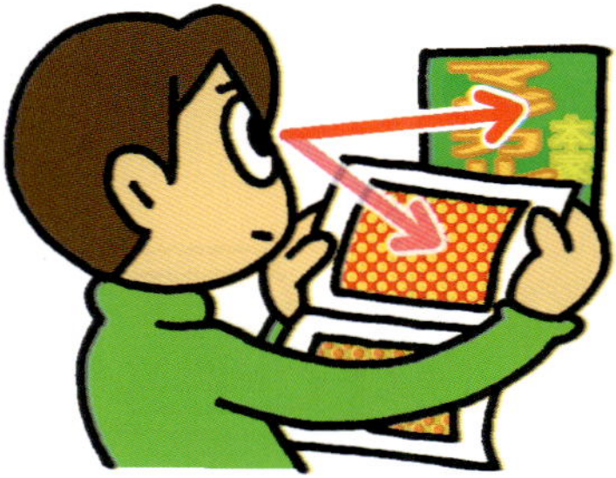

目の焦点はそのまま、意識を「マジカル・アイ」のほうへ向けます。絵が浮かび上がっているのを感じたら、じょじょに視線を「マジカル・アイ」の方へ移動して下さい

STEP 3

「マジカル・アイ」を近づけてから、離して見る

「交差法」が苦手という方は、「マジカル・アイを近づけてから、離して見る」方法を試してみましょう。左の解説のように、最初に「マジカル・アイ」を目のすぐ前まで近づけ焦点を合わせてから少しずつ離してみたり、指を1本立てじっと見つめたまま、目線が外れないようにゆっくり目の前まで近づける方法などを試してください。

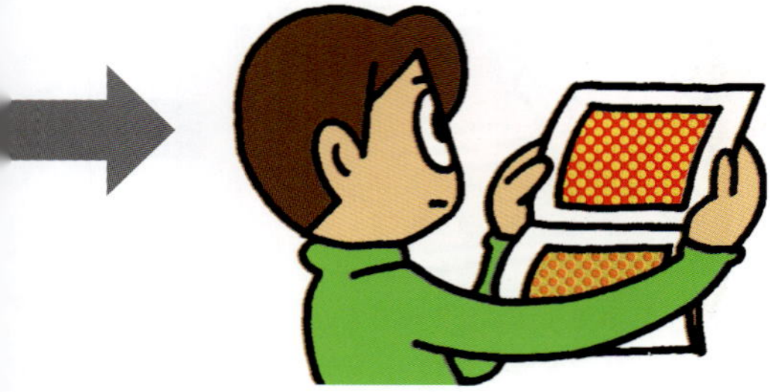

最初はぼやけていますが、しばらくすると、絵が浮かび上がってきます

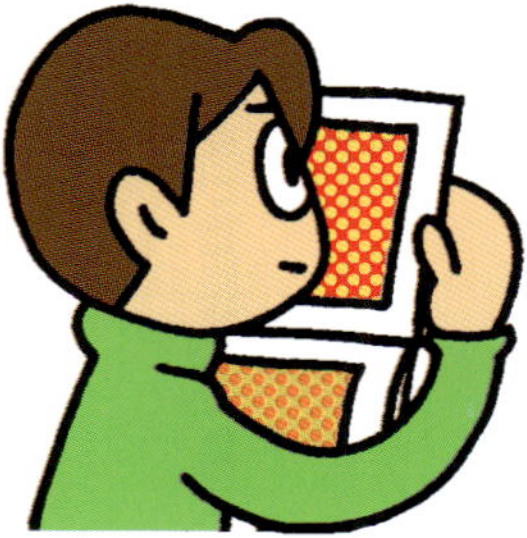

顔にくっつくくらいの距離に「マジカル・アイ」を近づけて見つめてください

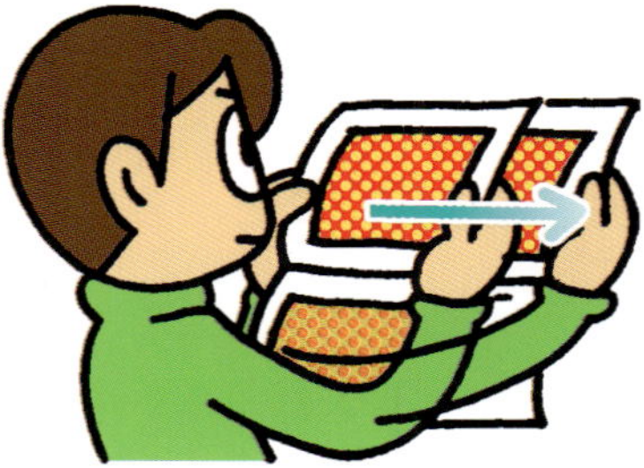

焦点を固定したまま、少しずつ、ゆっくりと「マジカル・アイ」を離してください

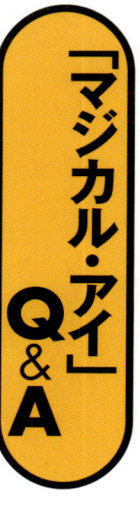

「マジカル・アイ」Q&A

『どんどん目が良くなる　マジカル・アイ』シリーズに寄せられた反響の中から、読者の方々が特に疑問に思われていることにお答えします。

Q1 近視には、平行法と交差法、どちらでトレーニングしたらいいですか？

昔から近視に良いとされている方法に「遠くを見る」というものがあります。「マジカル・アイ」を「平行法」で見るのは、この「遠くを見る」ことと同じ効果があるため、近視の方は「平行法」で見るようにしてください。

近視のように、遠いものに焦点が合わせづらくなっている目の筋肉を、「マジカル・アイ」で遊びながら解きほぐすことにより、低下した視力をアップする手助けを行えるのです。

より効果的な近視のトレーニングをめざす方は、1つの「マジカル・アイ」を交互に、「平行法」と「交差法」で見るようにしてください。

近視

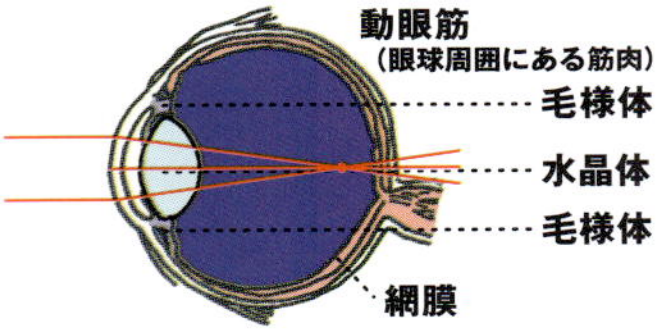

遠くを見るとき、本来薄くなるべき水晶体が充分に薄くならないため、瞳孔からの光が網膜の手前で像を結んでしまい、ぼやけて見える。

遠視

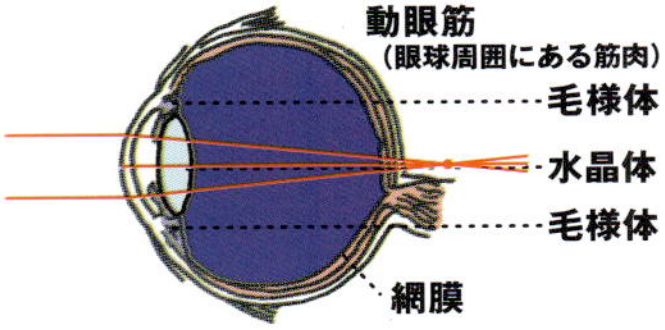

近くを見るときに、本来厚くなるはずの水晶体が充分に厚くならないため、瞳孔からの光が網膜の後ろで像を結んでしまい、ぼやけて見える。

Q2 1日3分のトレーニングとありますが、1つの絵を3分間見続けるのでしょうか？ それとも、さまざまな絵を見て、合計3分なのでしょうか？

3分間1つの絵を見続けるのではなく、複数の絵を見ることをおすすめします。

個人差があり一概にはいえませんが、中には5分程度見続けただけで、目や頭が痛くなる人もいますので、無理は禁物です。3分間でじゅうぶんトレーニング効果は望めます。また絶対に3分間見続けなくてはいけない、という決まりもありません。3分に満たない間でも、不調を感じたら、すみやかにやめて目を休ませてください。

また同様に、毎日行う必要もありません。体調に合わせて、無理のない範囲で行ってください。

「マジカル・アイ」は、眼のまわりの筋肉を解きほぐし、リラックスさせるために行うもの、ということをお忘れなく。

Q3 老眼や乱視の視力回復にも効果がありますか？

老眼は、ある一定の距離にしか目の焦点が合わなくなる状態です。通常多いのは、近くが見えづらくなる症状で、これは「平行法」でトレーニングを行っても視力回復には結びつきません。「交差法」で見るようにしてください。

また乱視は、眼球のゆがみによって起こるものなのですが、このゆがみ自体は多くの人がもっている症状で、通常は特に問題とされません。乱視が問題となってくるのは、視力が低下するにつれ、乱視が目立ってきたときなのです。「マジカル・アイ」で乱視が治ることはありません。しかし「マジカル・アイ」を行うことで、視力の安定や目の疲労回復などに効果が望めるため、結果、乱視が目立たなくなるというわけなのです。

Q4 メガネを使用していますが、外したほうがよいのでしょうか？ またコンタクトレンズの場合はどうすればよいですか？

「マジカル・アイ」は普通に生活している状態でトレーニングすることに意味があります。そのため、コンタクトレンズやメガネを外して、裸眼で見る必要はありません。通常、コンタクトレンズやメガネを使用している方は、そのままの状態で「マジカル・アイ」を楽しんでください。

ただし、遠近両用レンズなどの老眼鏡を使用していると、「マジカル・アイ」が見えづらい場合もあります。そういったときは、メガネを外して試してみてください。今まで「マジカル・アイ」が見えづらかった方の中には、それによって見えやすくなる場合もあります。

Q5 見るたびにちがう図形が見えたり、いくつも重なって見えたりします。どうしてでしょう？

「マジカル・アイ」の見方が安定していない可能性があります。本書の巻末にまとめられた解説のような図形が見えず、「図形が1つ多い」「もっと複雑な図形に見える」といった方の場合、「マジカル・アイ」を見ている間の焦点が安定していなかったり、「交差法」であれば目の寄せ方が強すぎたり、「平行法」であれば目と「マジカル・アイ」の距離が適正ではない、などのケースが考えられます。

焦点が定まるまで、もう少し見続けてみたり、さまざまな目の寄せ方や、距離を試してみることをおすすめします。また、「マジカル・アイ」下部につけられた黒丸が1つになるまで待ってから、「マジカル・アイ」を見るようにすると、このようなことは起りにくくなります。うまくいかなくてもあきらめないで、再度トライしてみてください。その間にきっと自分に丁度いいやり方がわかってくるはずです。

ただ視線のズレ具合には個人差があります。必ずしも解答どおりに見えなくても、「マジカル・アイ」にトライしているだけで、目のまわりの筋肉をリラックスさせる、という効果は発揮されています。見えたほうが楽しいのはもちろんですが、正解かどうか、ということはあまり気にせずに楽しんでください。必要以上に力んでしまうと、せっかくの効果を減少させてしまいます。

Q6 トレーニングは朝と夜、どちらが効果的ですか？

裸眼視力は一日中変化しています。朝、起きたときと、夜、眠る前を比べると夜のほうが、テレビを見る前と後では見た後のほうが、視力は落ちています。視力が落ちるということは、それだけ目が疲れているということです。

目が疲れているときに、「マジカル・アイ」を見るとリラックス効果は望めますが、視力回復が目的ならば、目が疲れていない良い状態のときに行うほうが効果的でしょう。

では、一番良い状態＝裸眼視力が最も良いときはいつか？ というと、朝起きて眠気が覚めたときになります。たとえば朝食後の3分間などが、視力回復のトレーニング時間としておすすめです。

Q7 白内障や緑内障にも、効果がありますか？

あくまで「マジカル・アイ」は目のまわりの筋肉をリラックスさせ、視力回復を行うためのトレーニングであり、治療効果が望めるものではありません。白内障や緑内障の方は、担当医師の指示に従い、所定の治療を続けてください。

また、両目の視力差が大きい方や、斜視の方などは「マジカル・アイ」が見えにくく、症状によってはおすすめできない場合もあります。

Q8 人によって凹凸が逆に見えるようなのですが、どうしてでしょうか？

凹凸が逆に見える理由を簡単に言ってしまうと、「平行法」で見ているか、「交差法」で見ているかのちがいです。

8ページや18～19ページの説明にもあるとおり、「マジカル・アイ」を「平行法」で見た場合、図形は「マジカル・アイ」本体より手前に浮き上がって見えますが、同じ「マジカル・アイ」でも「交差法」で見ると、本体より奥に沈んで見えます。

このように、どの方法で見るかによって、見えてくる図形は変わってきます。今まで図形が浮かんで見えていた人は「交差法」を、沈んで見えていた人は「平行法」を試してみてください。

Q9 すべて見えるようになりましたが、このまま同じ「マジカル・アイ」を見続けても、トレーニングになるのでしょうか？

「マジカル・アイ」の目的は、絵の中の答えを探すことではありません。立体視を行うことにより、視力アップを図ることにあります。

この「マジカル・アイ」がもつ視力アップ効果は、一度見えたからといって薄れるものではありませんので、安心して今までどおりトレーニングを続けてください。

また「マジカル・アイ」が見えるようになったら、もっと効果的なトレーニング方法もあります。「マジカル・アイ」全体だけでなく、細部をすみずみまでじっくり眺めてみたり、「マジカル・アイ」を遠ざけたり、近づけたりしてみてください。より視力アップが望めるはずです。

第2章

MAGICAL EYE

浮き出る
マジカル・アイ

解答はP102〜P118にあります

このページより本を横にしてお読み下さい。

Eye Strain

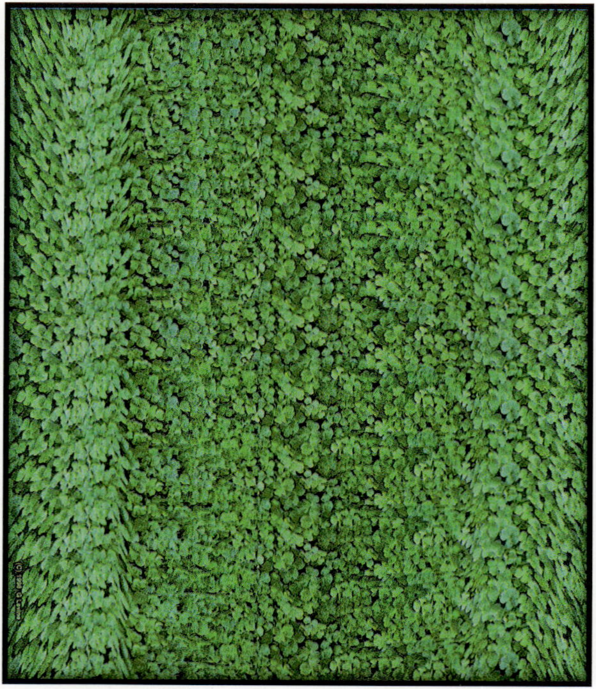

©Gene Levine

Fall Colors

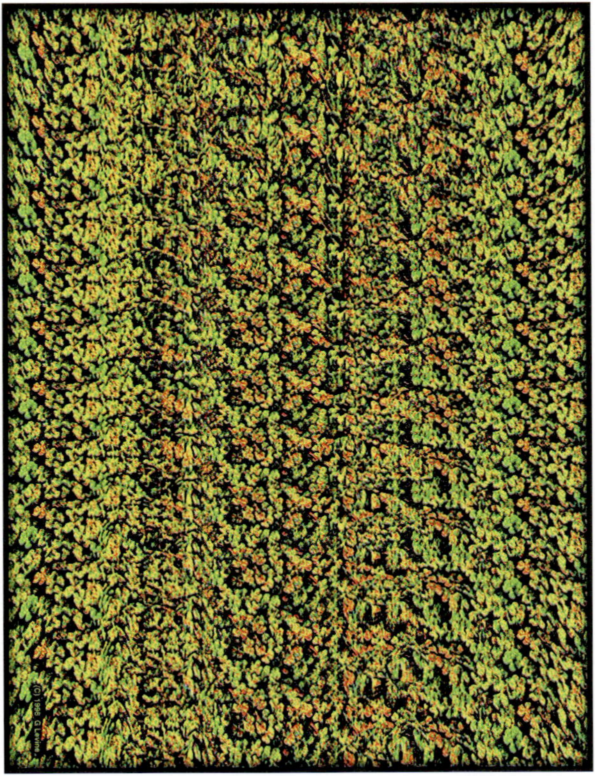

©Gene Levine

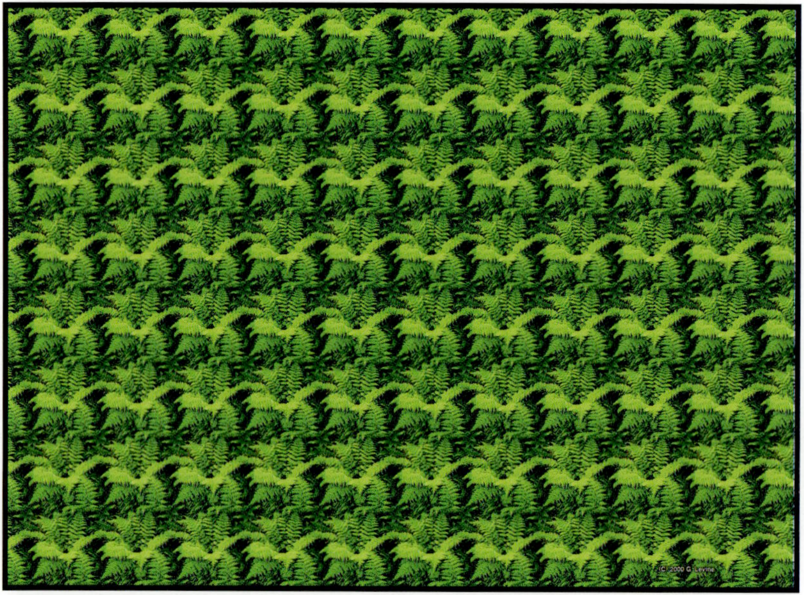

Fern Tile Horizontal

Hedge Box

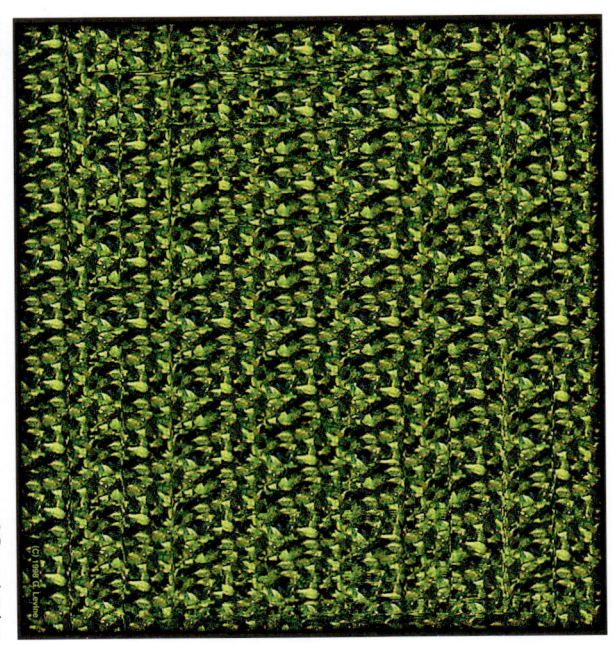

©Gene Levine

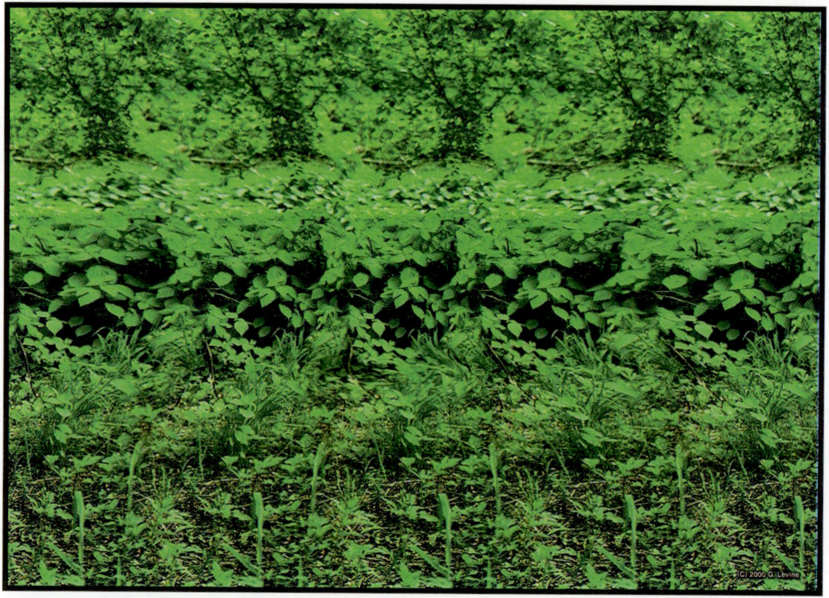

Woods Creature

©Gene Levine

Field launch&Background

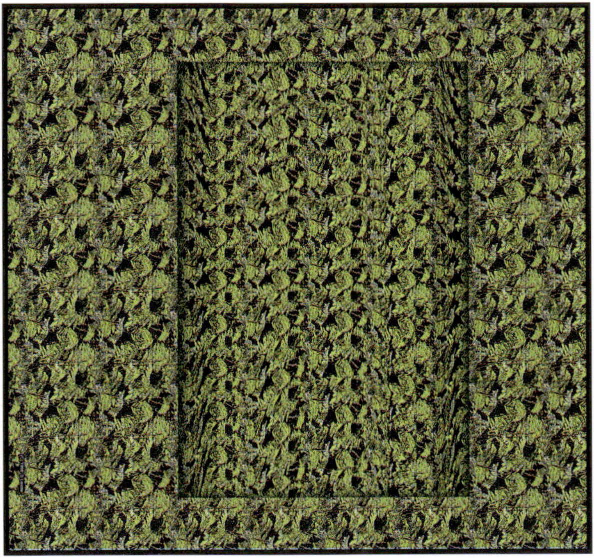

©Gene Levine

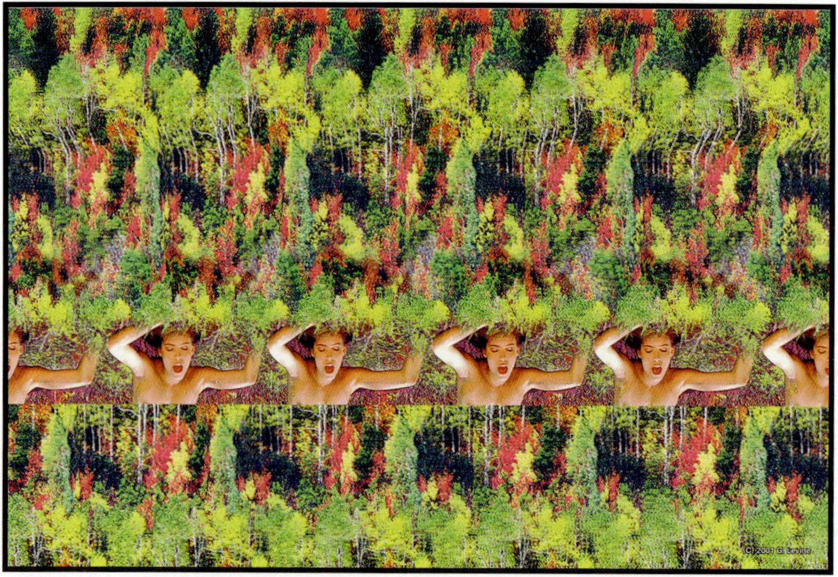

Autumn Nymph

LAPS

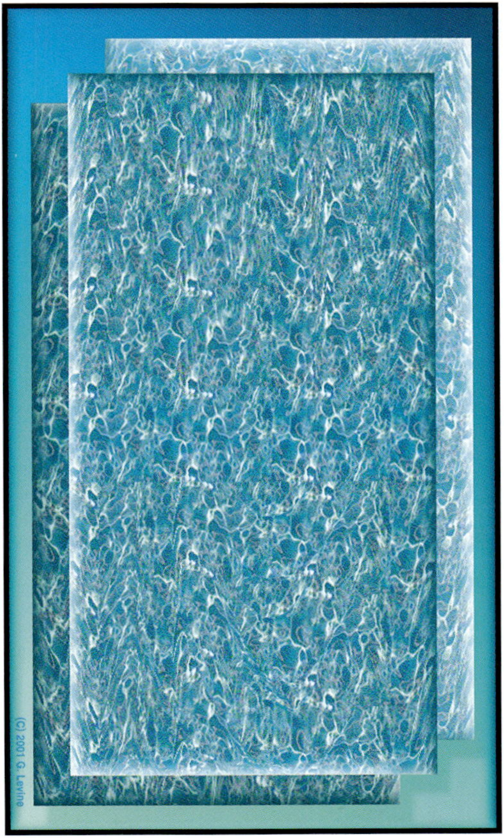

©Gene Levine

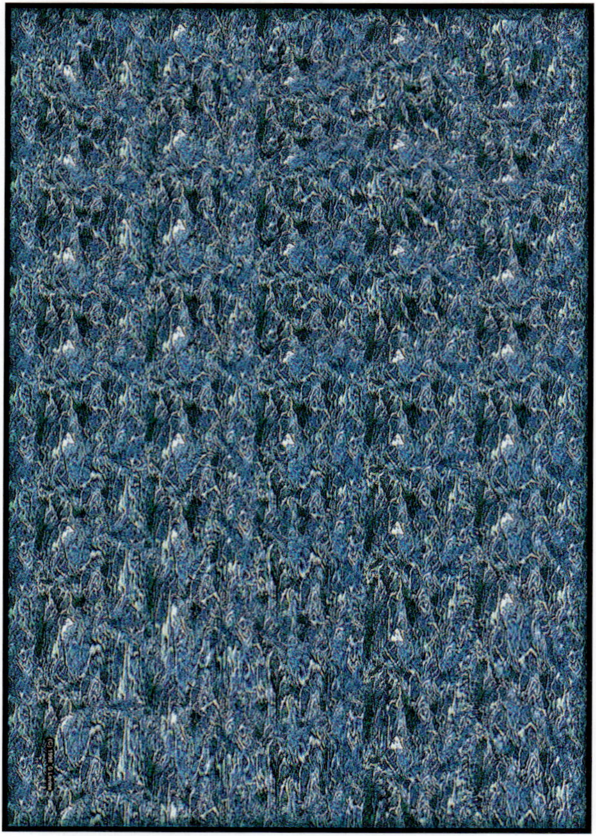

The Grinder

©Gene Levine

Stereosaurs

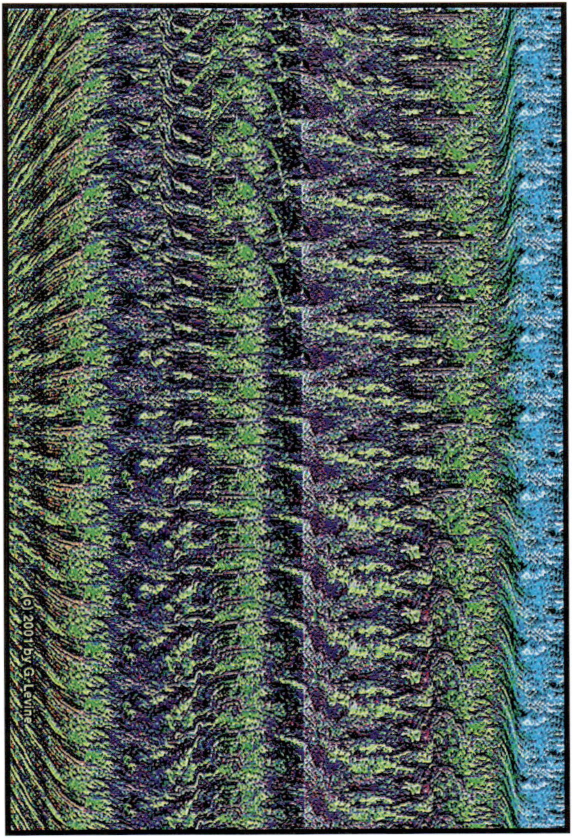

©Gene Levine

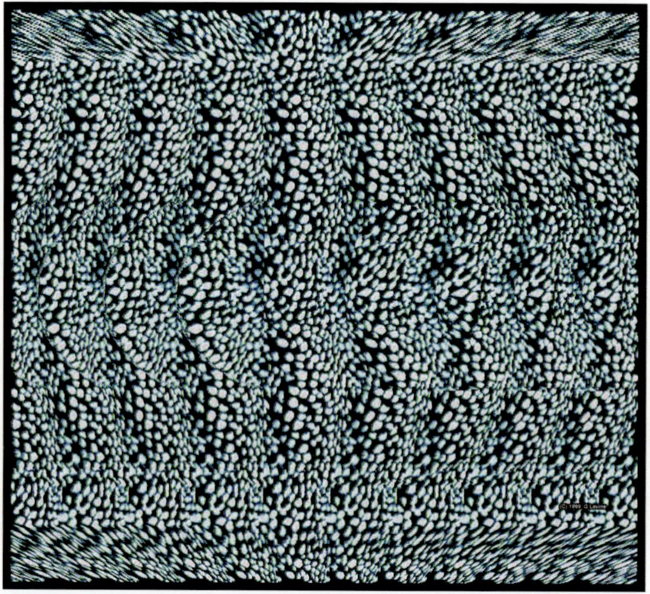

Conic Hole ©Gene Levine

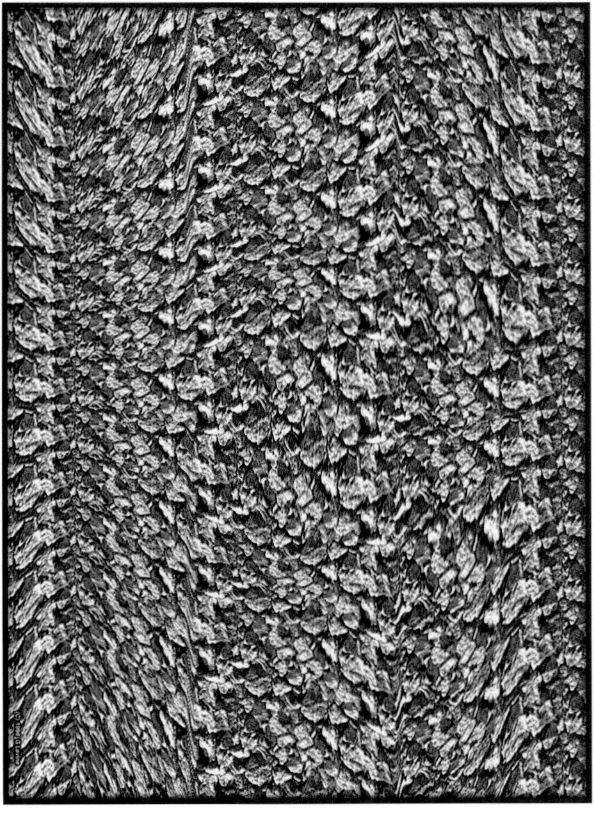

Juxtapositions

©Gene Levine

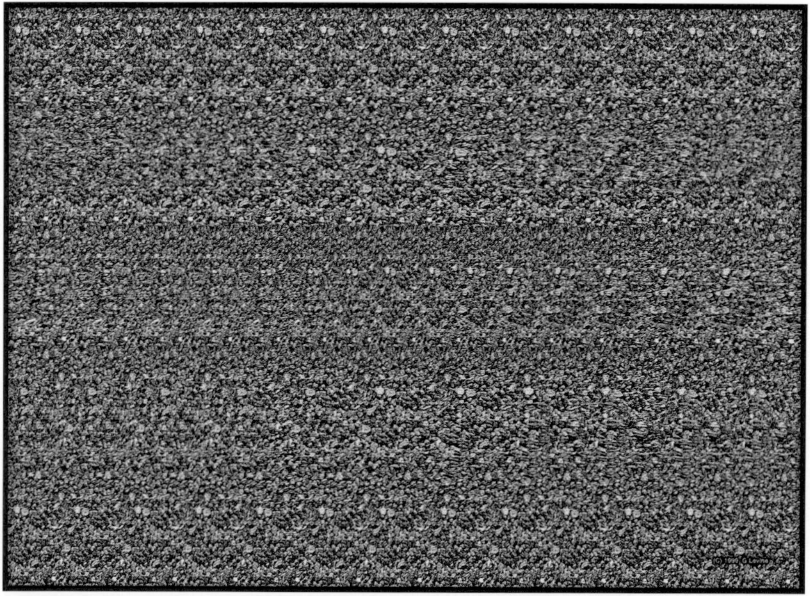

Excavation ©Gene Levine

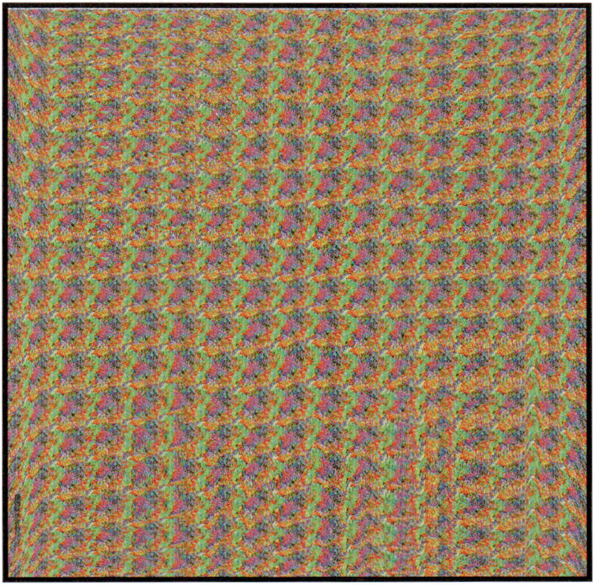

Takarajima

Black Cat in Calmine

©Gene Levine

Furnace

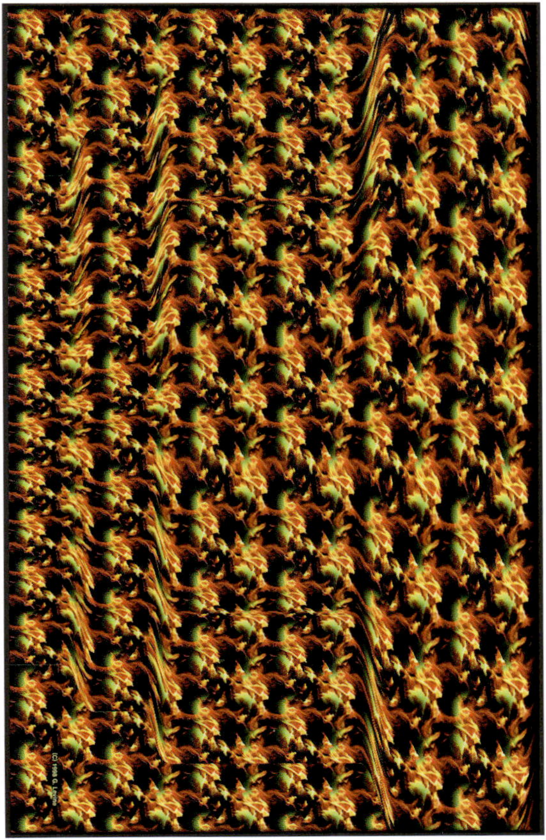

©Gene Levine

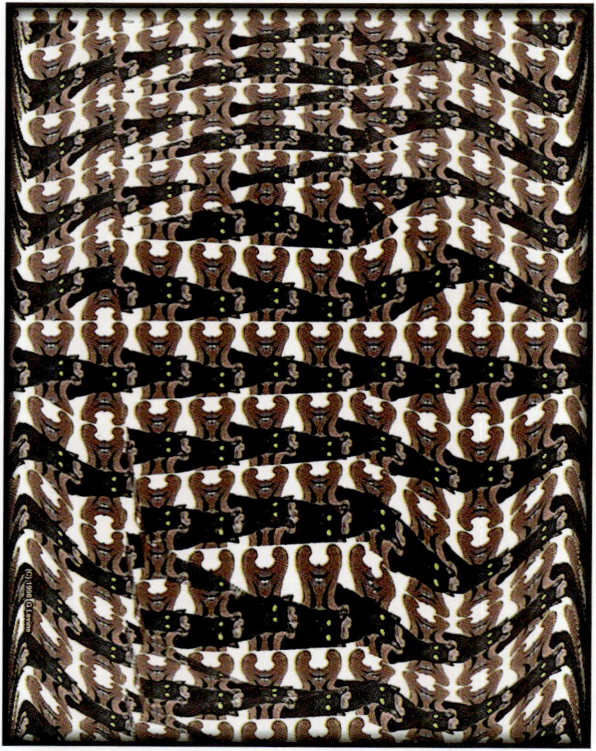

Square Peg in Round Hole

©Gene Levine

13Black Cats in a Broken Mirror

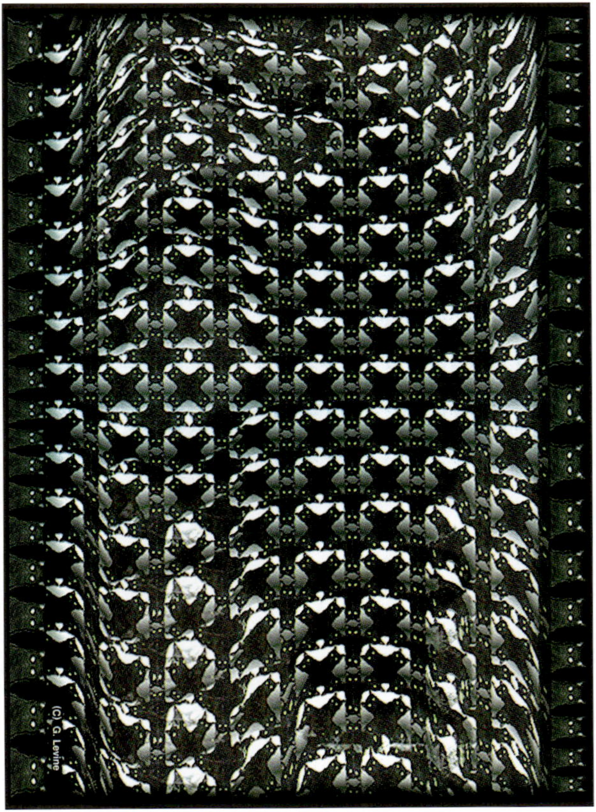

©Gene Levine

Wing-Wang

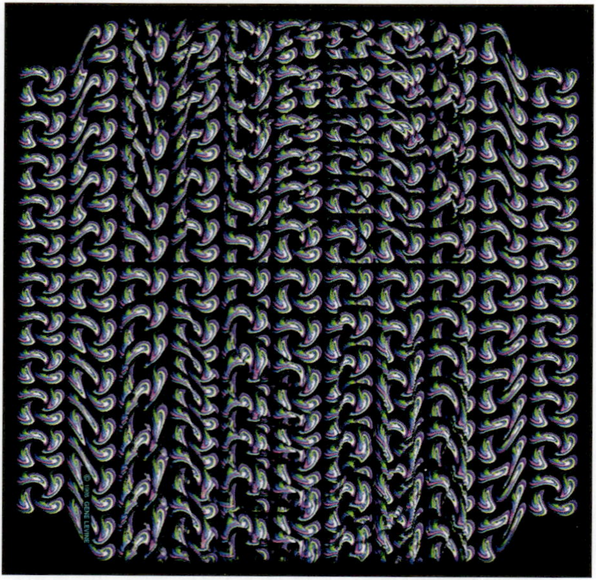

©Gene Levine

Heart Sis

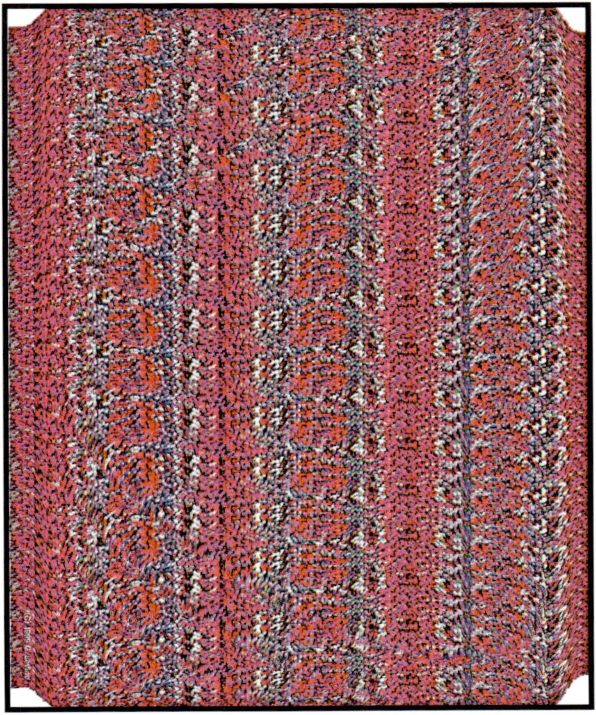

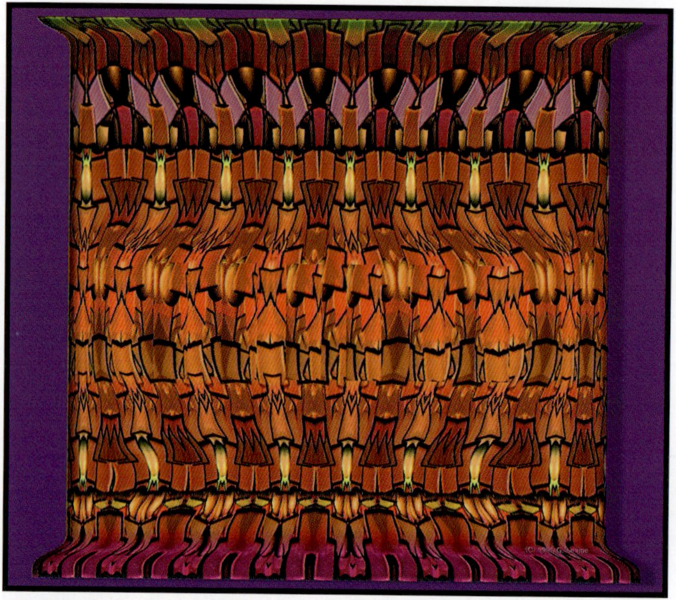

Art Deco

©Gene Levine

Pitagon

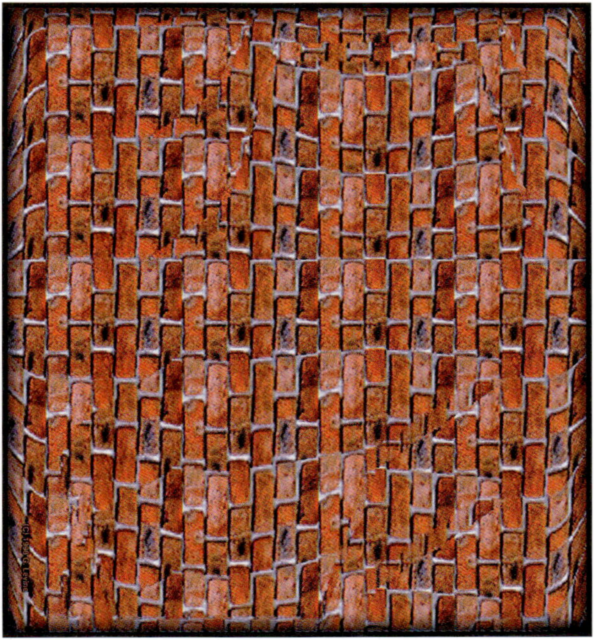

©Gene Levine

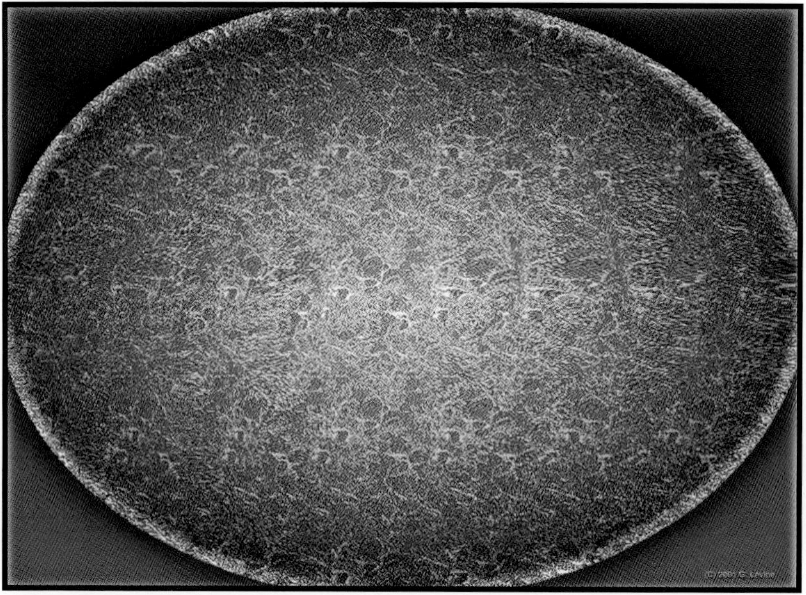

Shell Well

Honeycomb

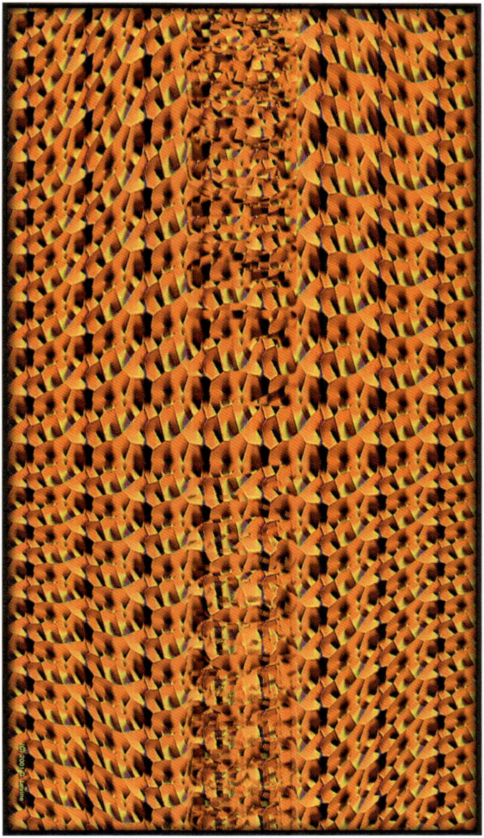

©Gene Levine

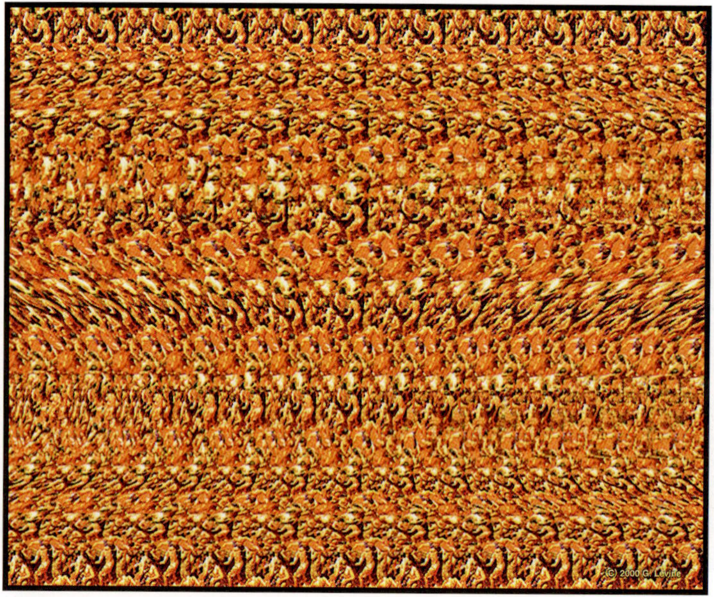

Out&In

©Gene Levine

I Don't Know

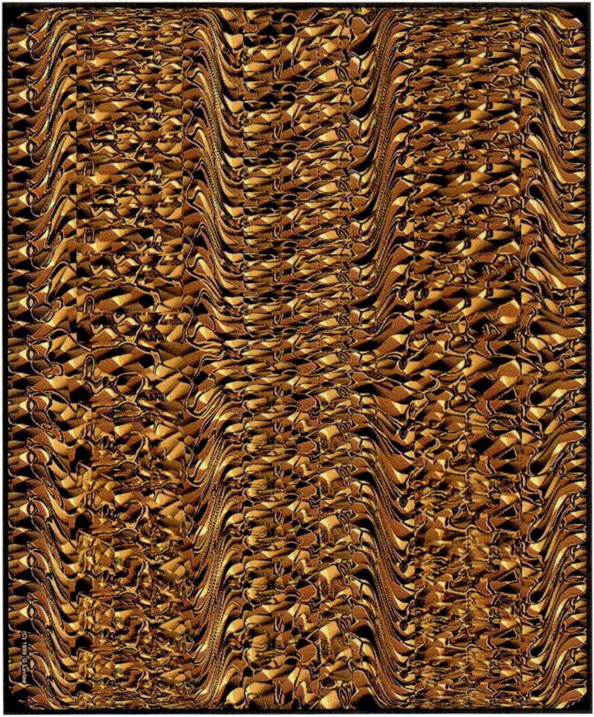

©Gene Levine

Cloved

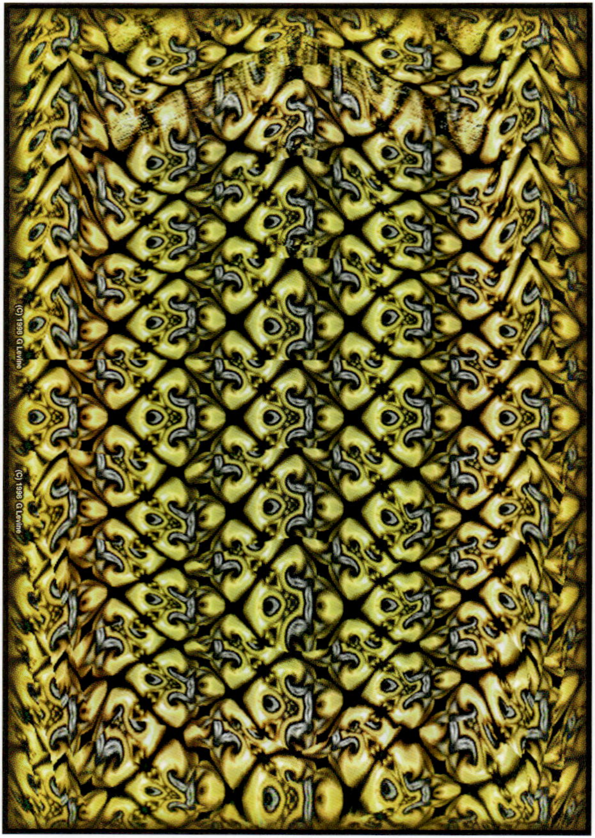

©Gene Levine

Fire Scale

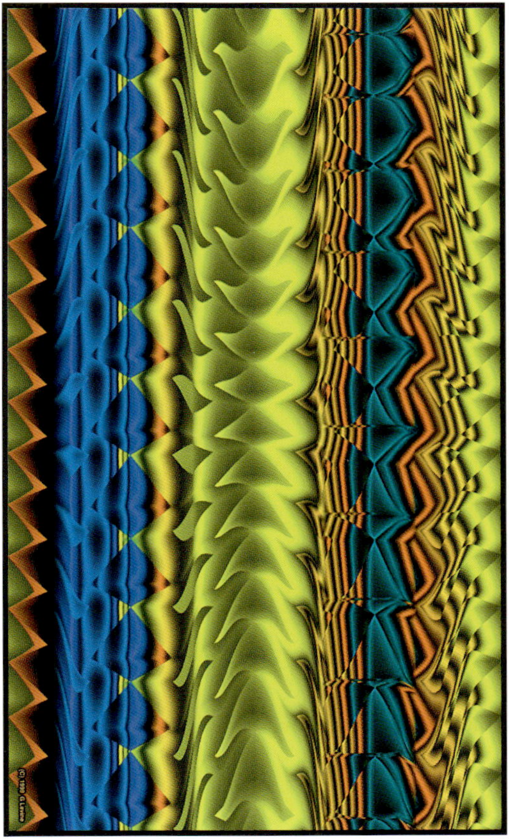

©Gene Levine

Edges

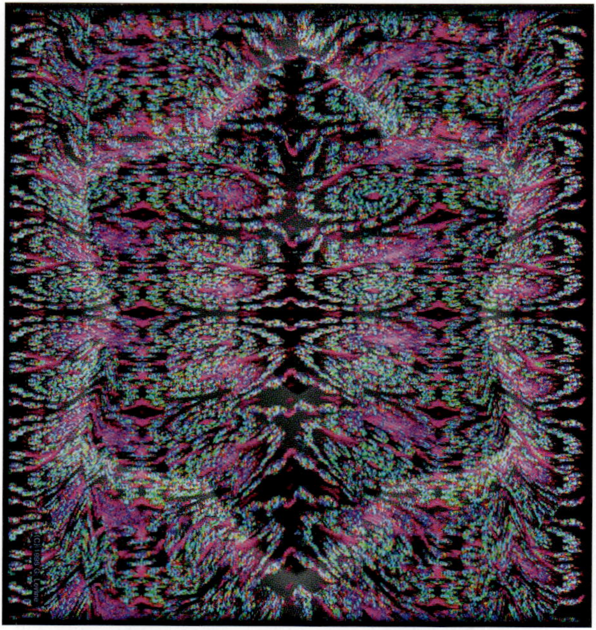

©Gene Levine

Sh

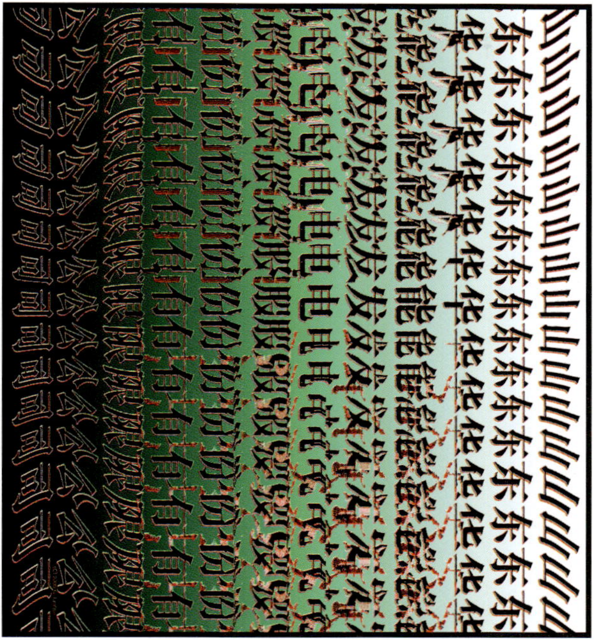

©Gene Levine

▽このページは本を縦にしてお読み下さい。

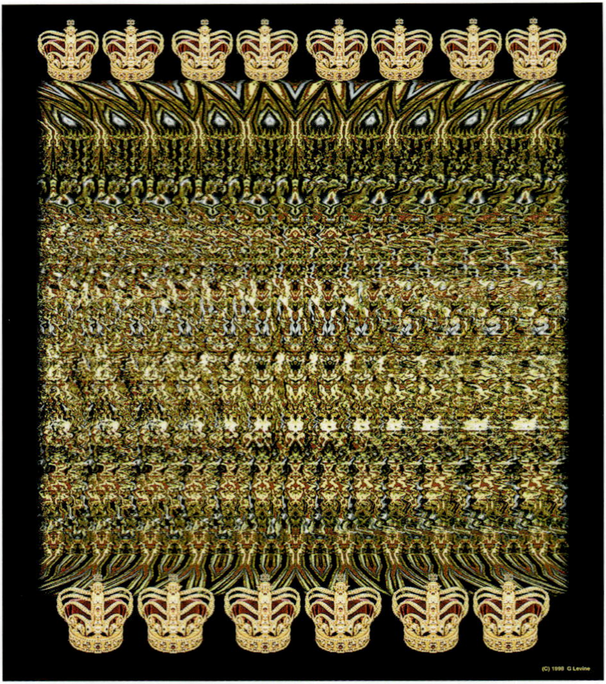

Crown Thee ©Gene Levine

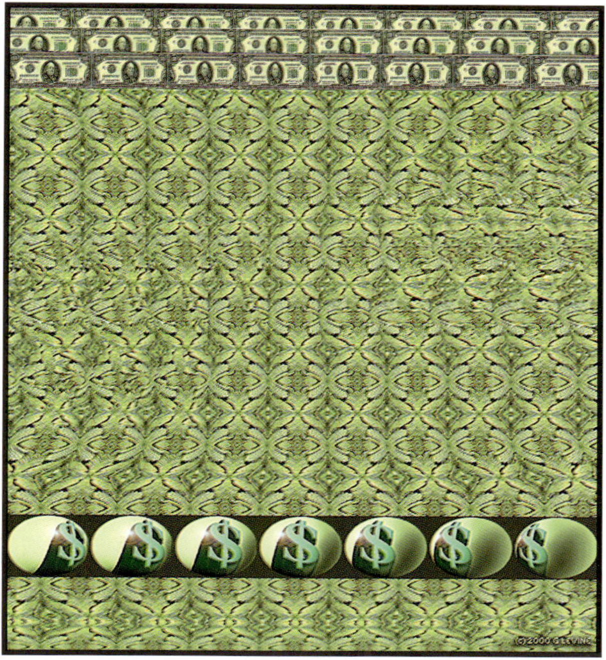

Nest Egg ©Gene Levine

このページより本を横にしてお読み下さい。

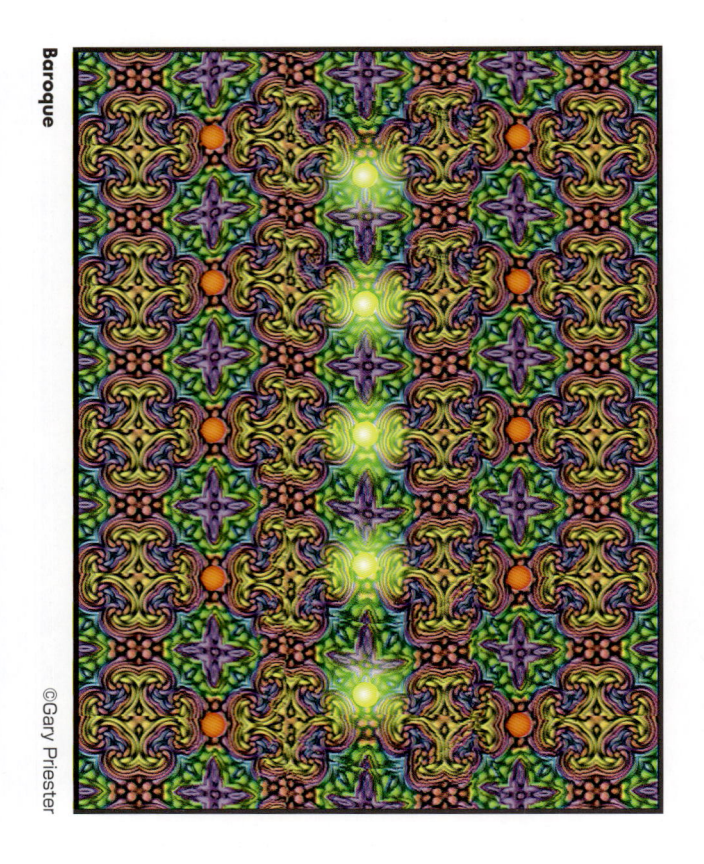

Baroque

©Gary Priester

Square Face

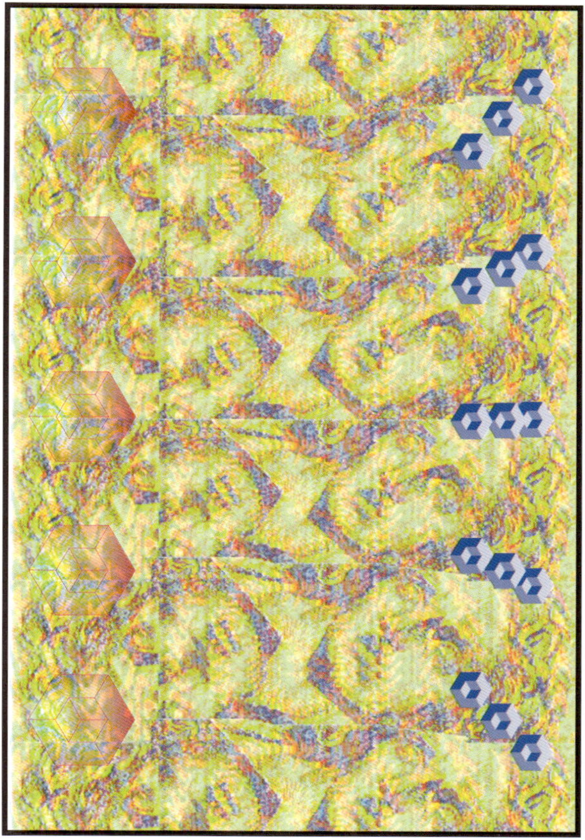

©Gary Priester

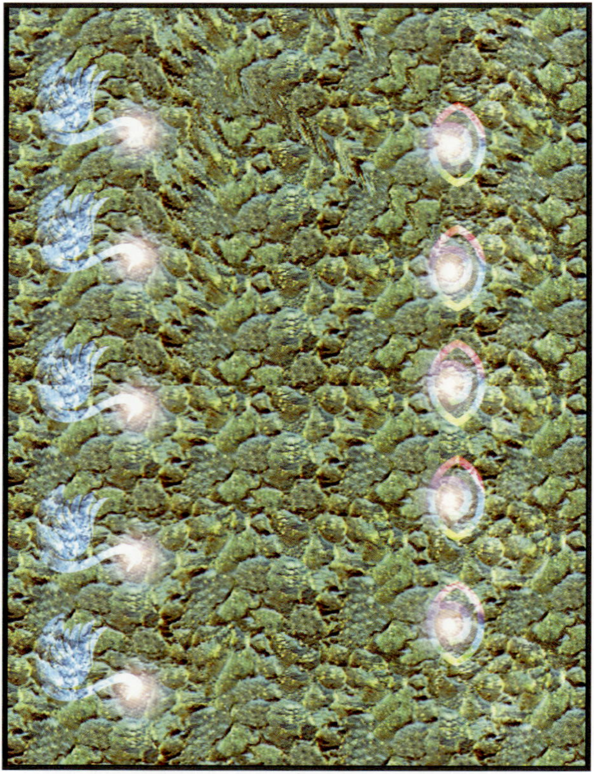

Swans Pyramid

©Gary Priester

No Exit

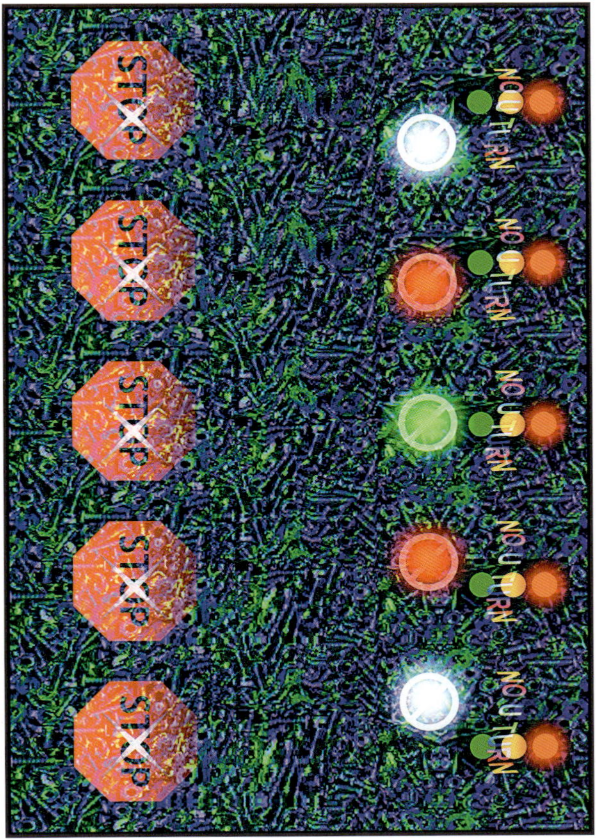

©Gary Priester

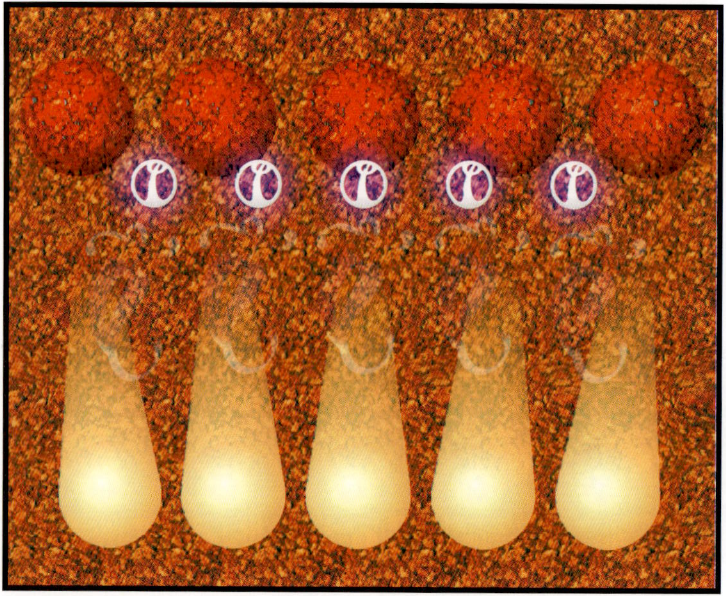

Zen Lights

Volcano

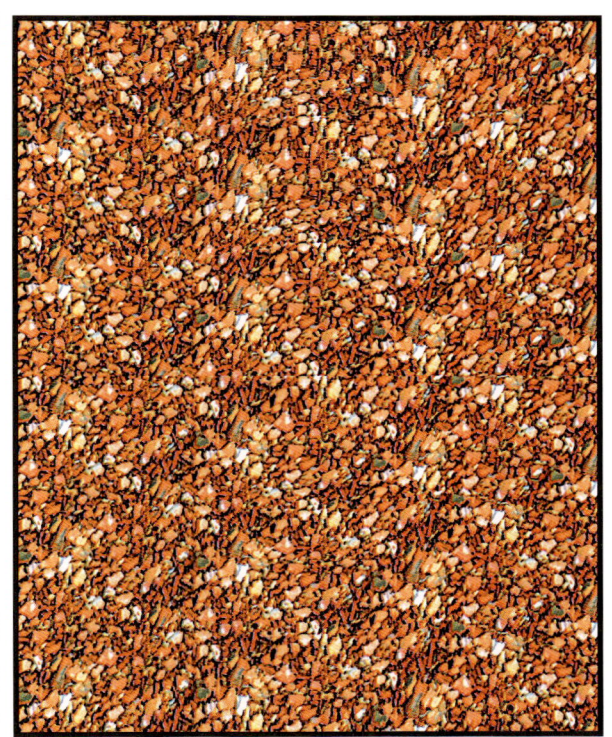

Box and Circle

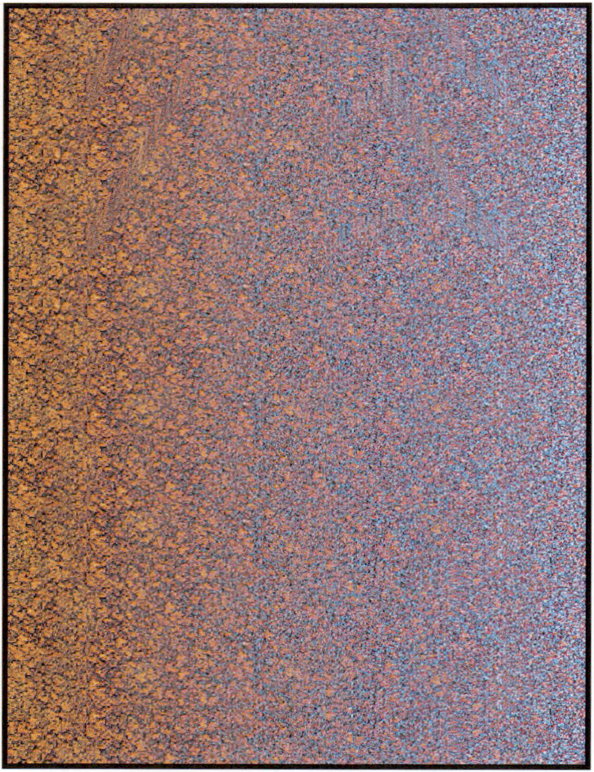

©Gary Priester

Circular Box

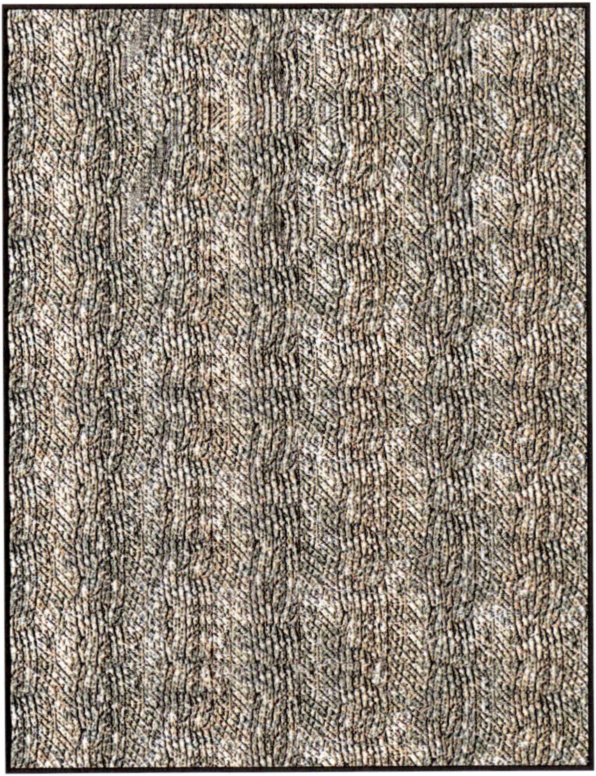

©Gary Priester

Face

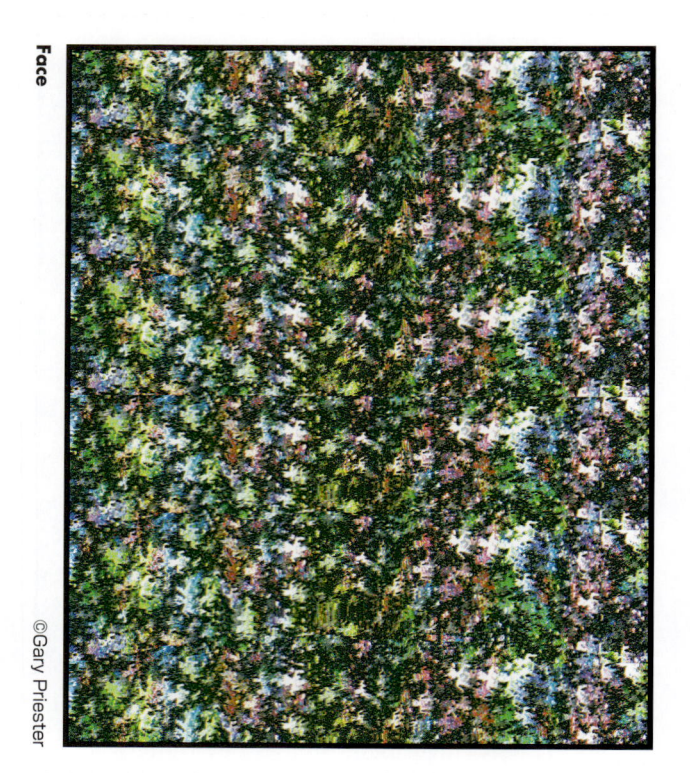

Frost Spiral

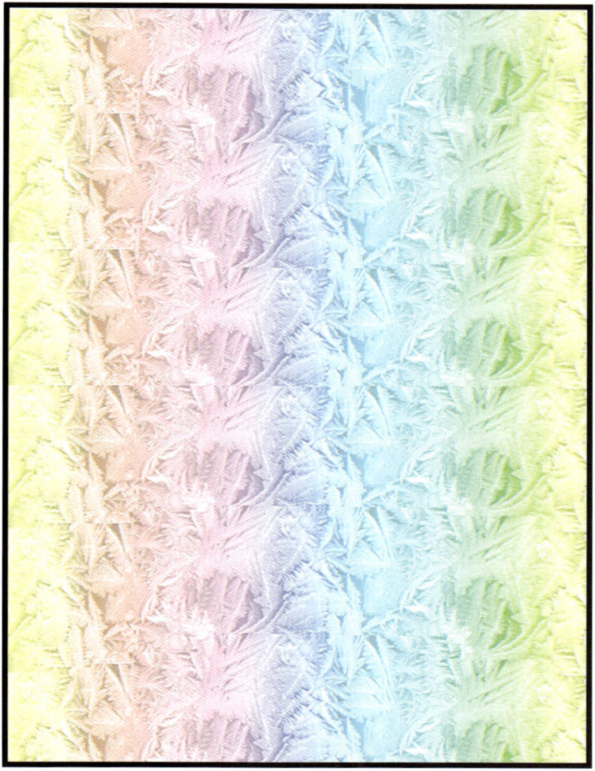

©Gary Priester

Splash

Skull

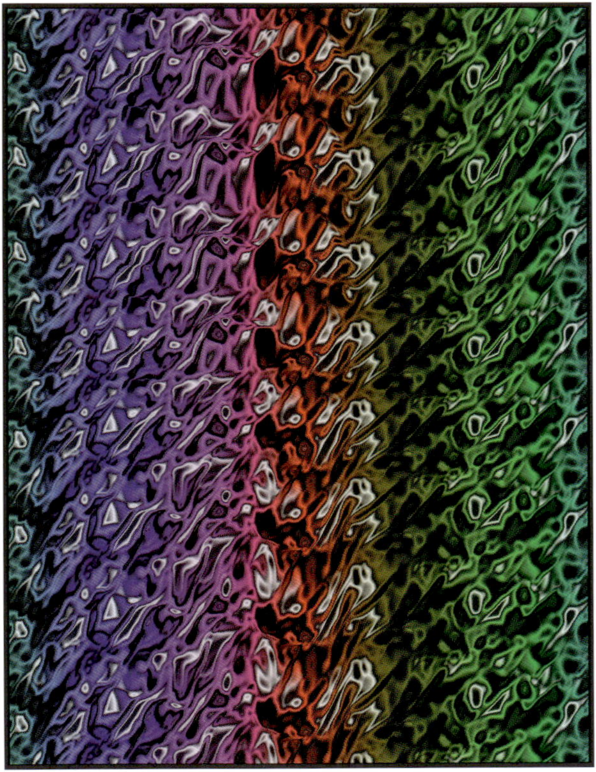

Treasure Island

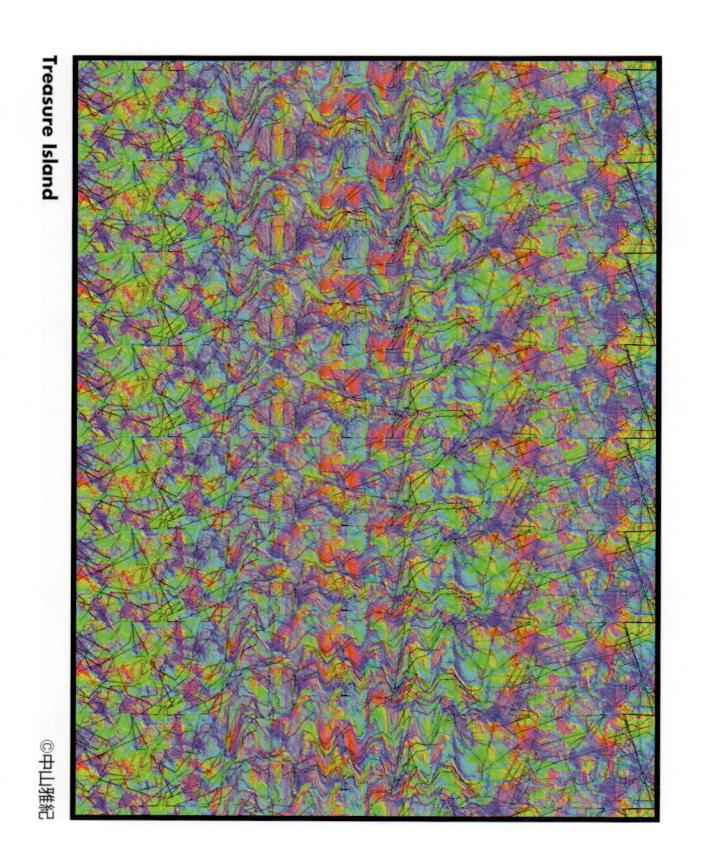

Circle

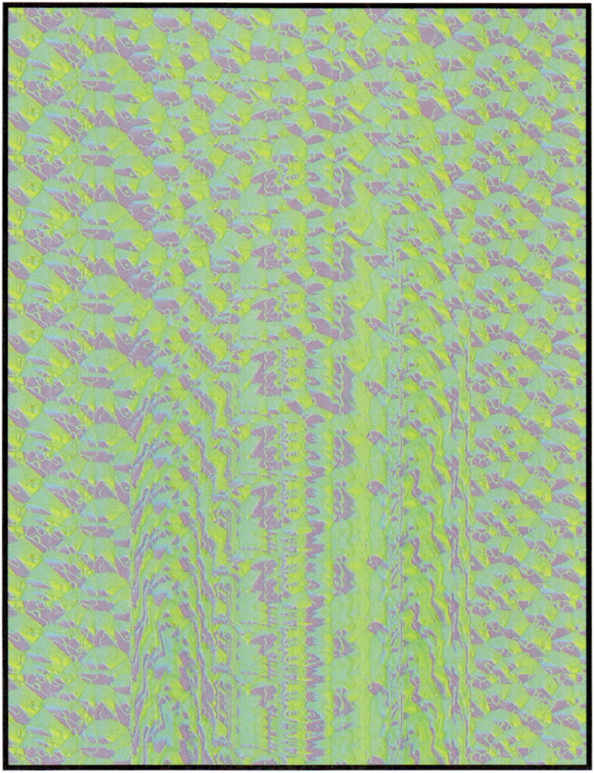

©中山雅紀

Whirlpool

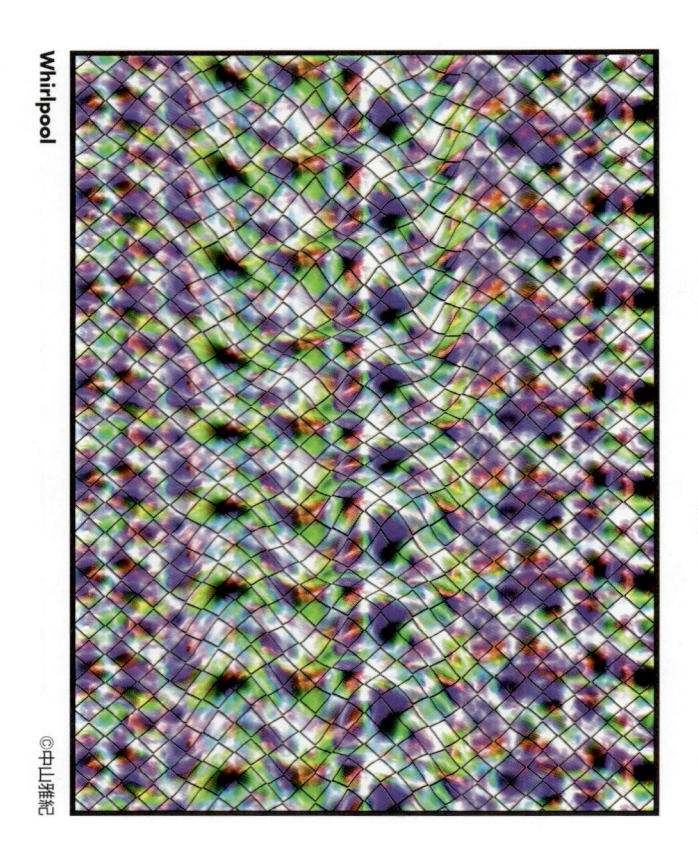

Ring Ring

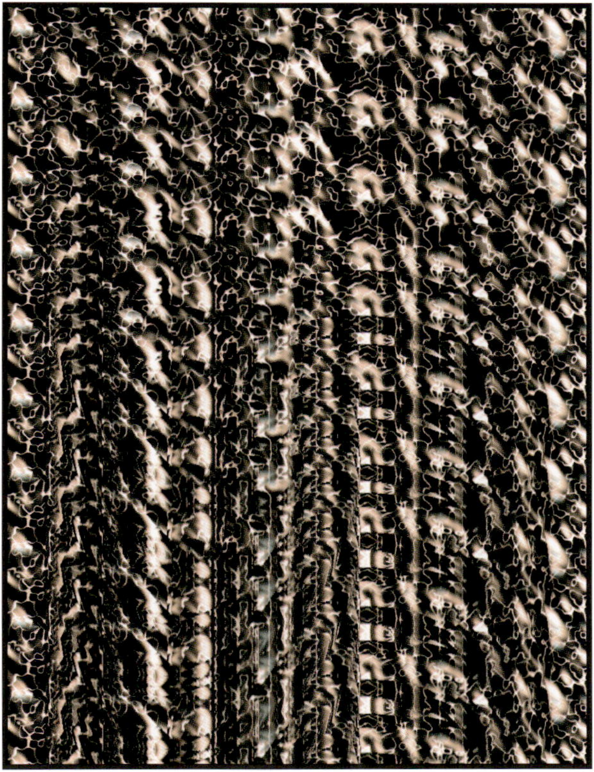

Uneven

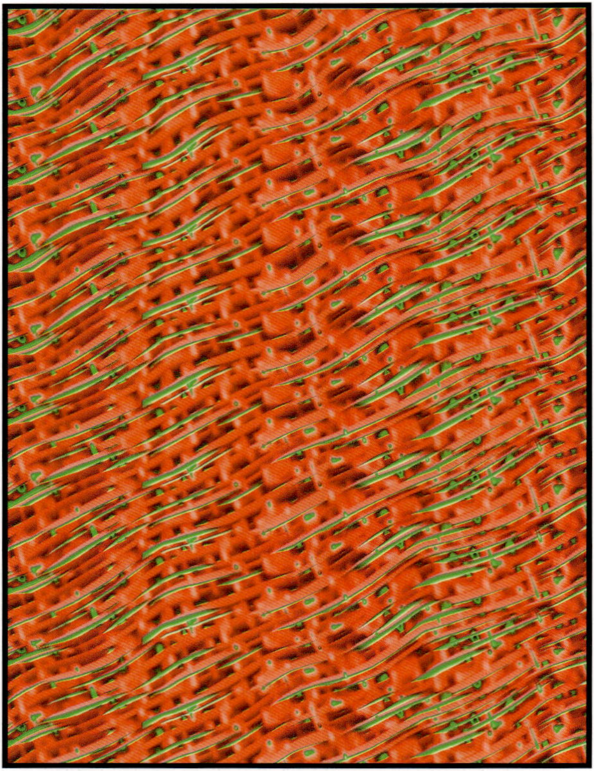

Pattern

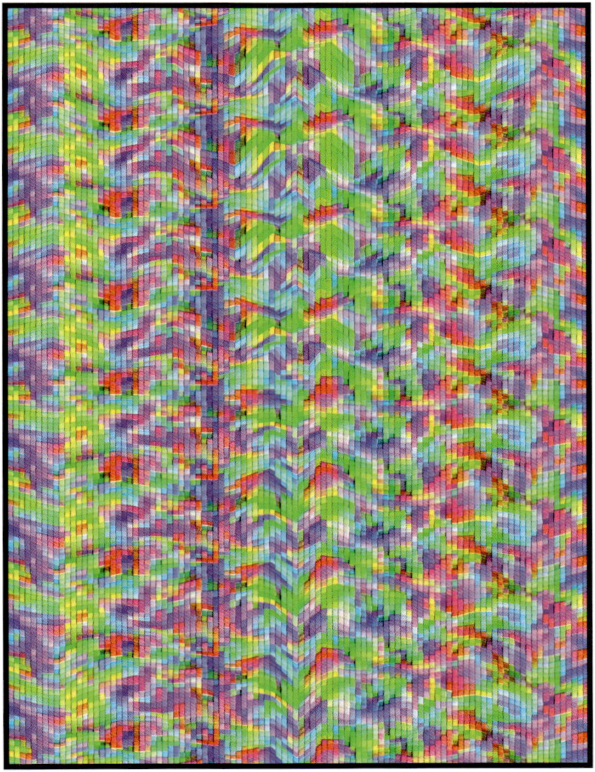

Scroll

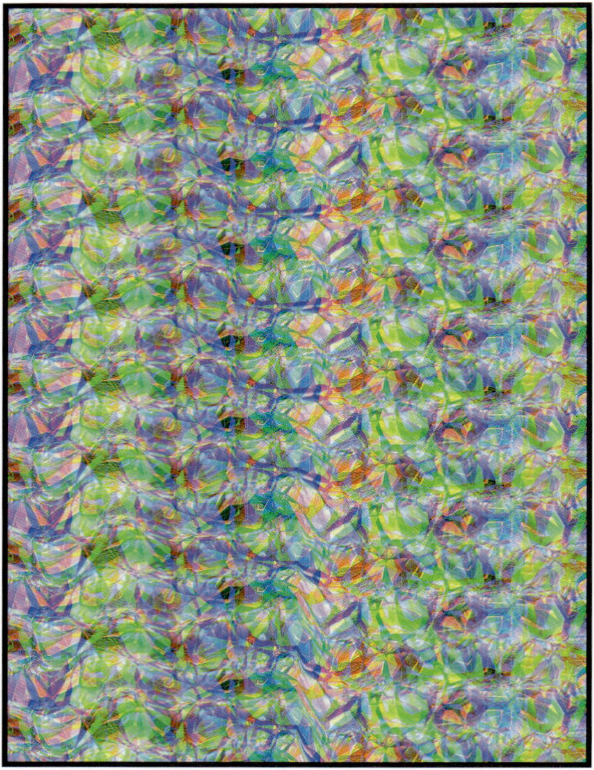

Square

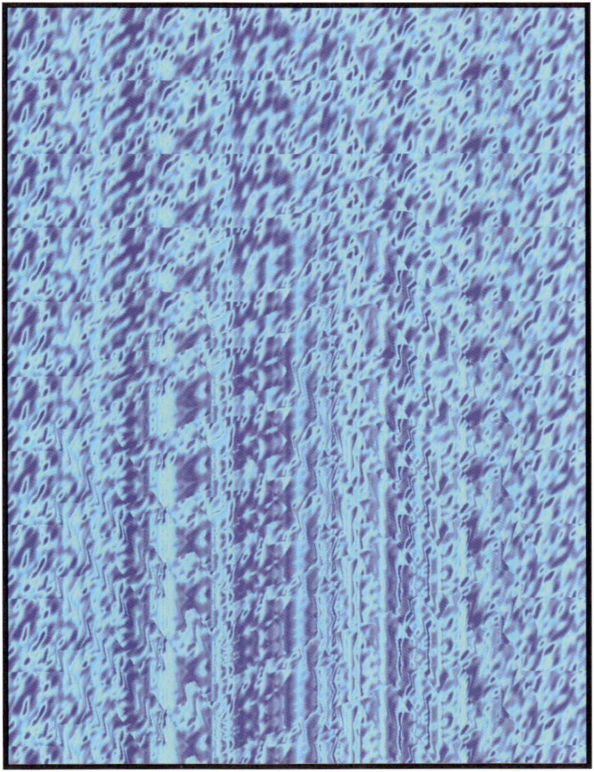

©中山雅紀

Eddying current

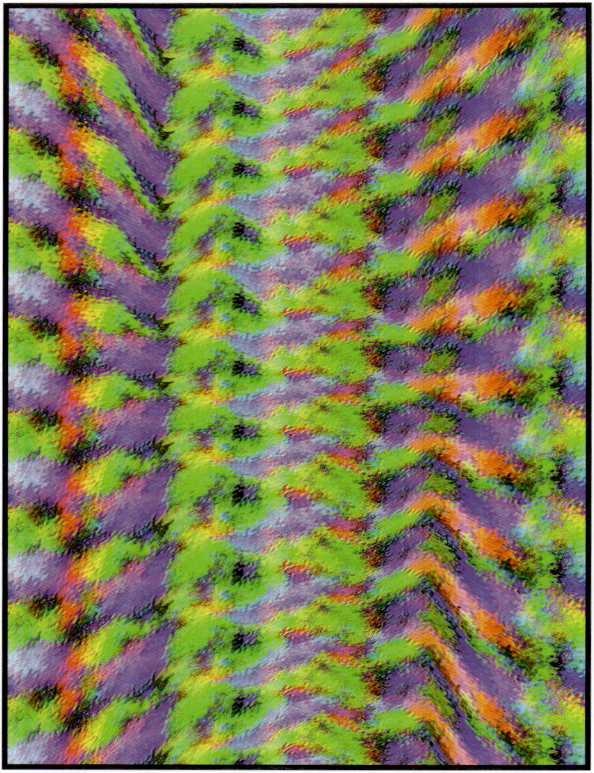

©中山雅紀

Twist

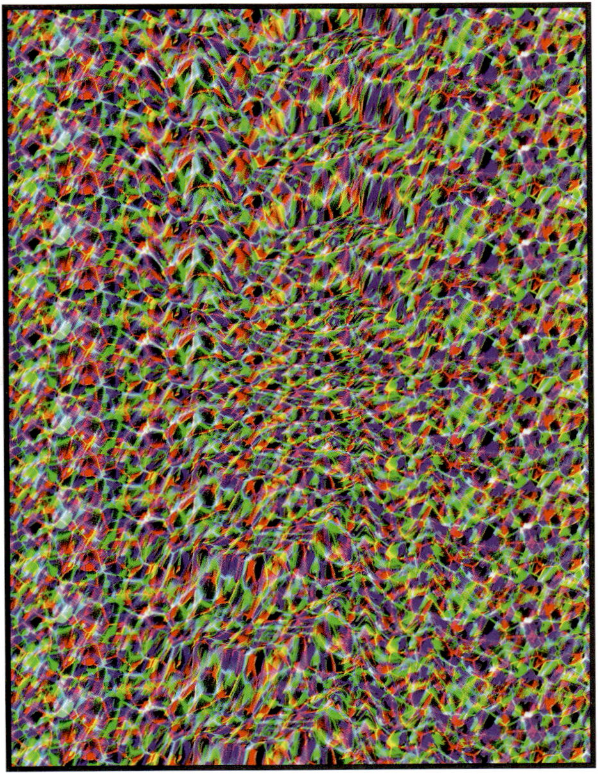

Heart&Arrow

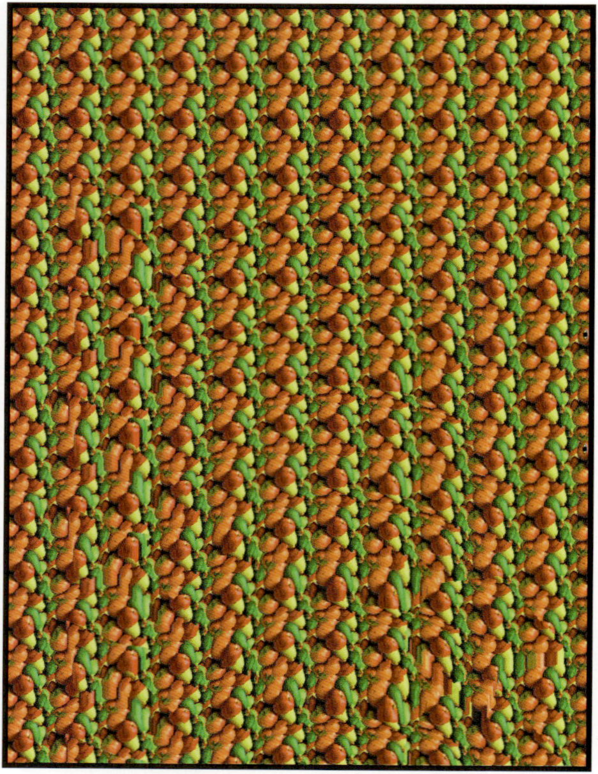

Dinosaur

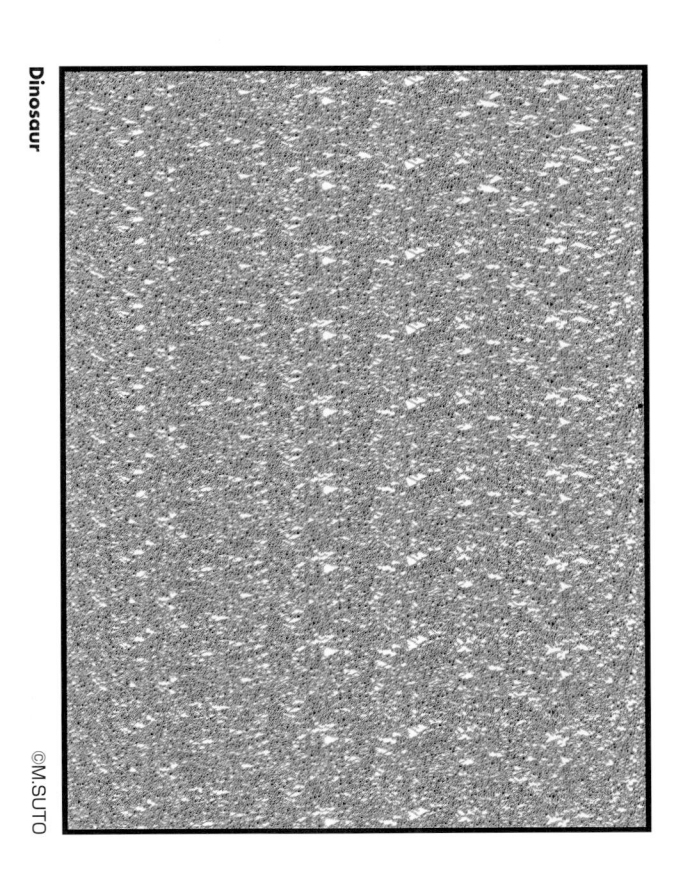

Walk on Tiptoe

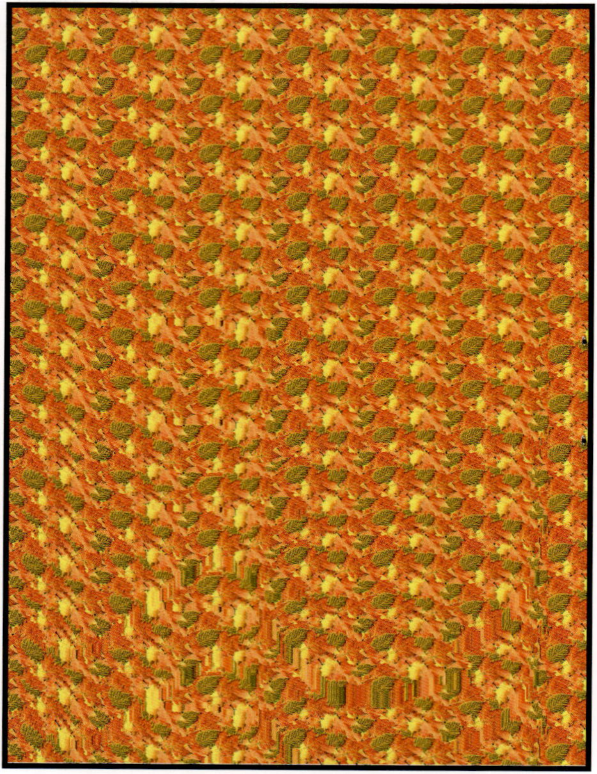

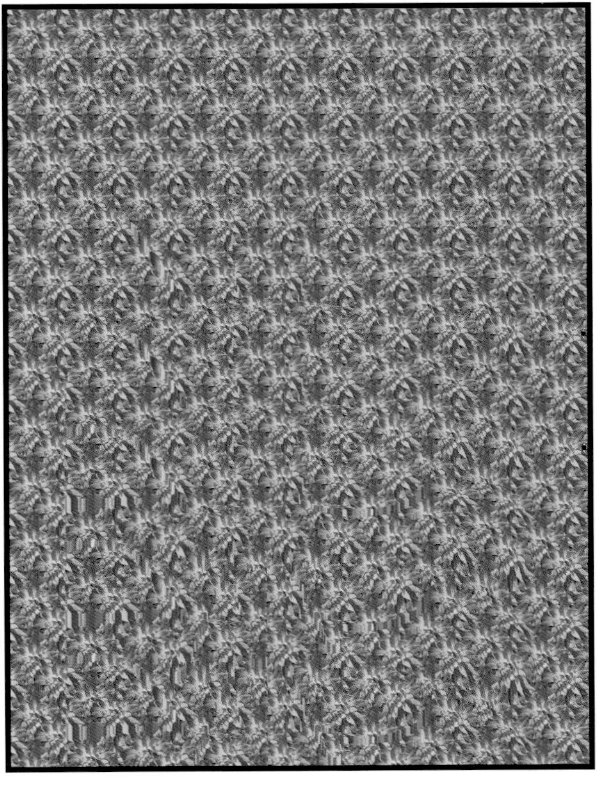

Mouse

Alphabet

Asterisk

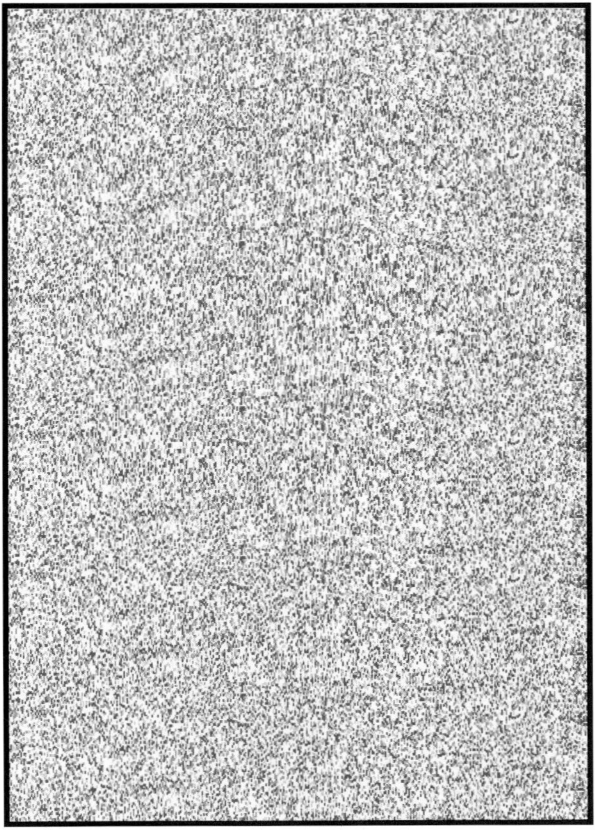

©小林ひろし

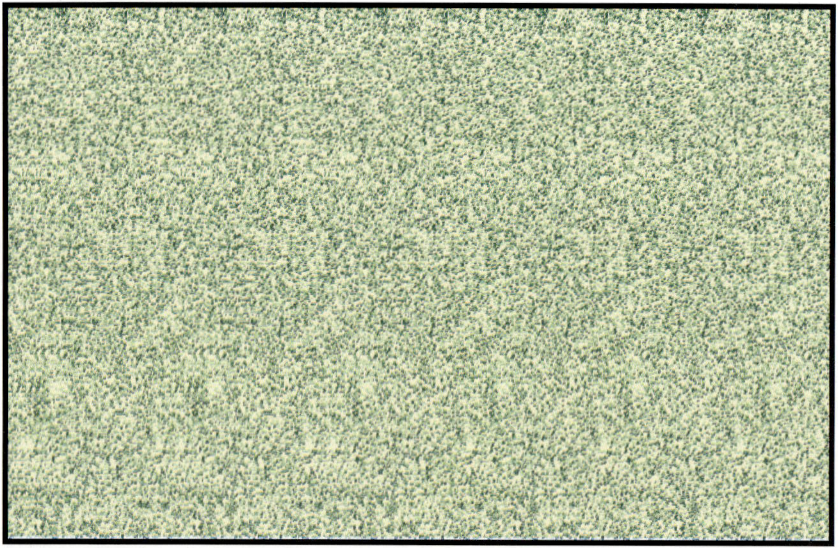

Strange Things

©小林ひろし

Triangle

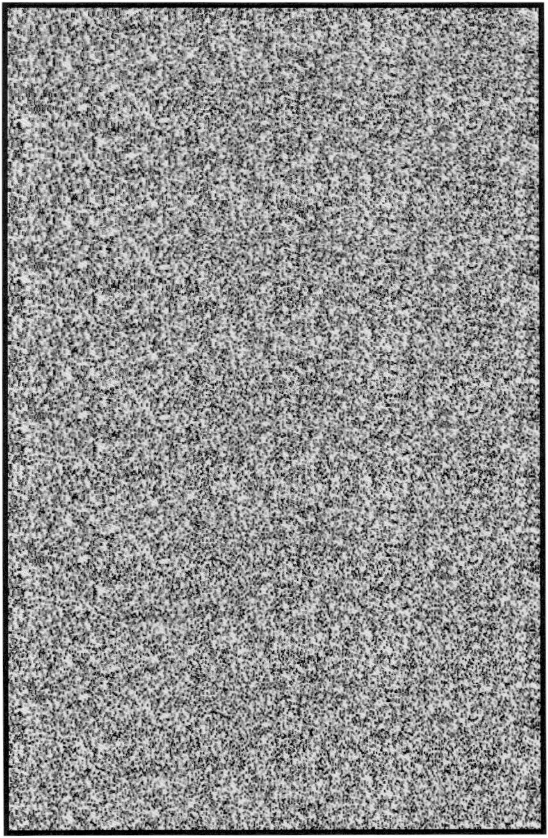

Cylinder

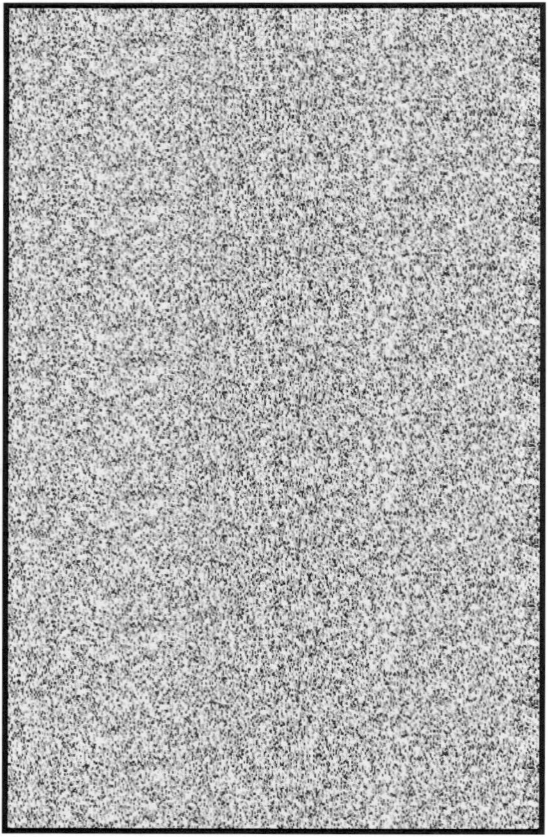

Fish

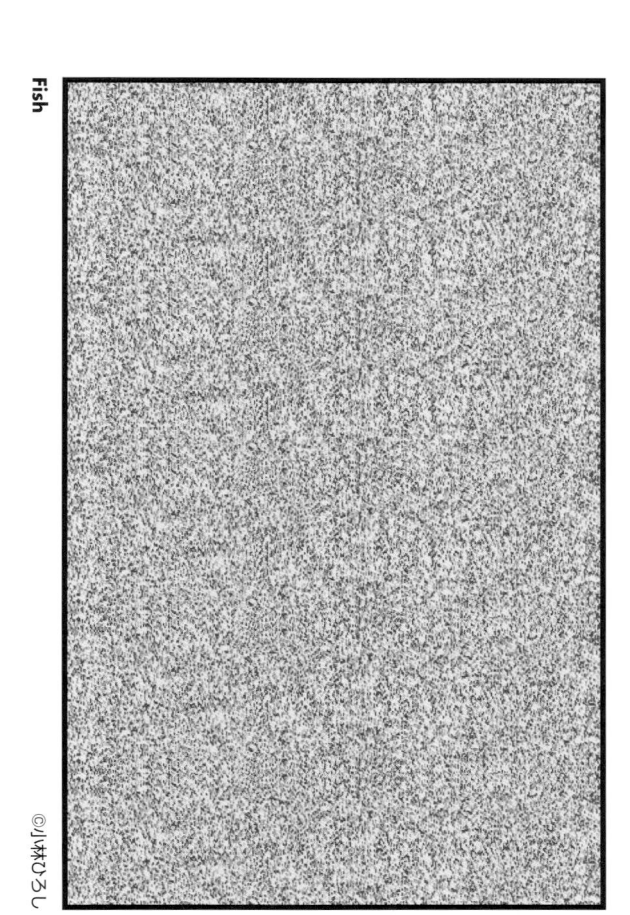

©小林ひろし

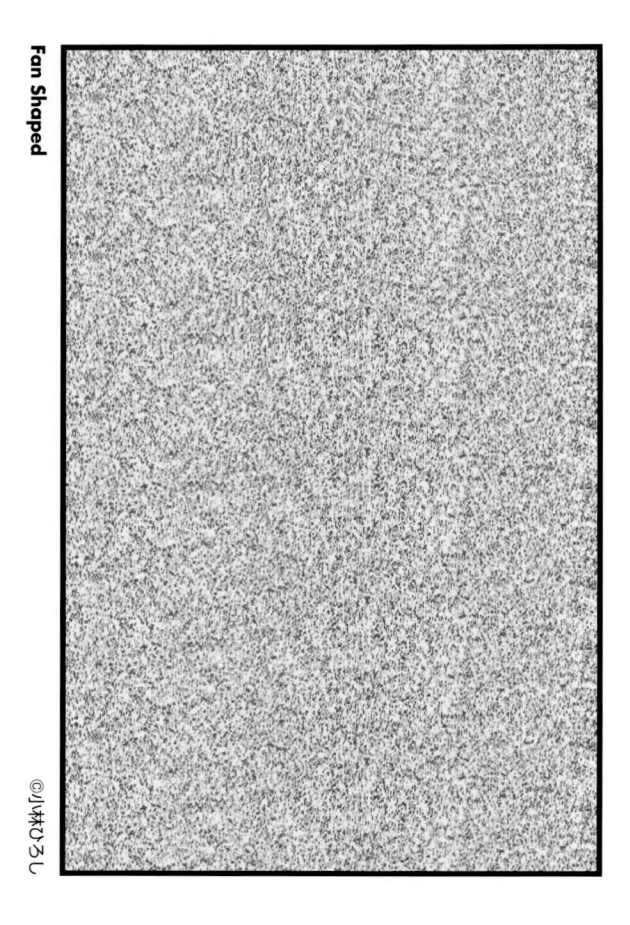

Fan Shaped

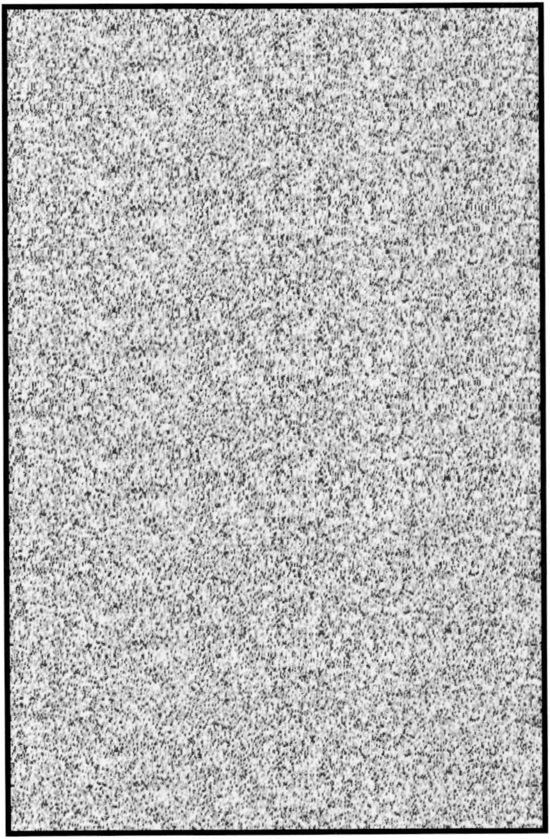

Leaf

©小林ひろし

こんなふうに見えましたか？

視点のズレの違いで、
見え方や見えるものの数が異なる場合もあります。
また解答図は平行法で見た場合のものです。

P36 **Eye Strain**

平行法 このような文字が手前に浮き出て見えます
交差法 このような文字が画面奥に沈んで見えます

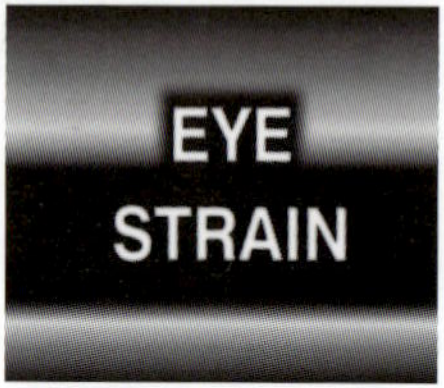

P37 **Fall Colors**

平行法 このような文字が手前に浮き出て見えます
交差法 このような文字が画面奥に沈んで見えます

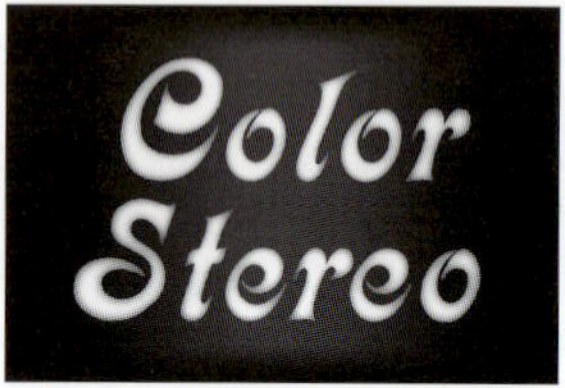

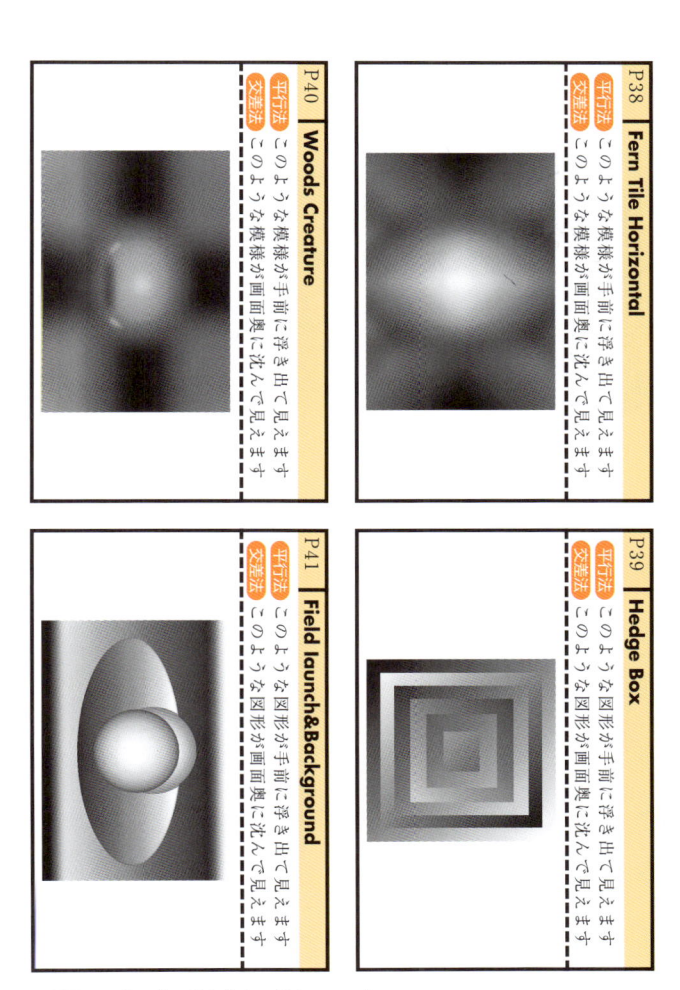

P38 Fern Tile Horizontal

平行法 このような模様が手前に浮き出て見えます
交差法 このような模様が画面奥に沈んで見えます

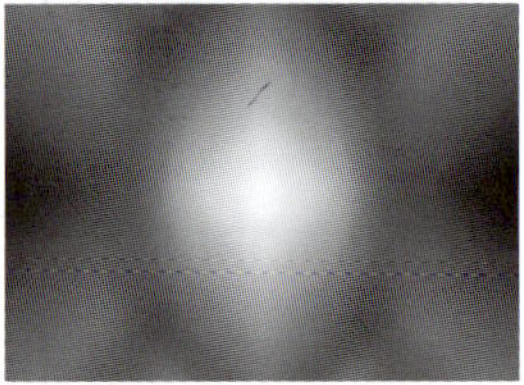

P39 Hedge Box

平行法 このような図形が手前に浮き出て見えます
交差法 このような図形が画面奥に沈んで見えます

P40 Woods Creature

平行法 このような模様が手前に浮き出て見えます
交差法 このような模様が画面奥に沈んで見えます

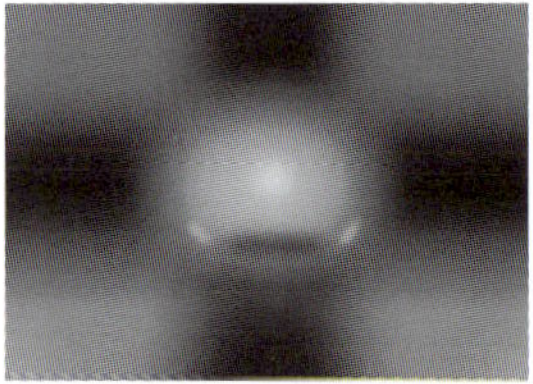

P41 Field launch&Background

平行法 このような図形が手前に浮き出て見えます
交差法 このような図形が画面奥に沈んで見えます

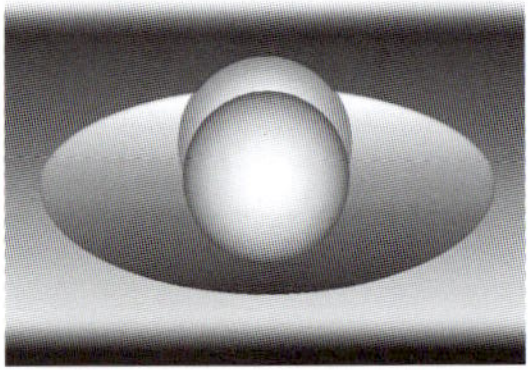

P42 Autumn Nymph

平行法 このような模様が手前に浮き出て見えます
交差法 このような模様が画面奥に沈んで見えます

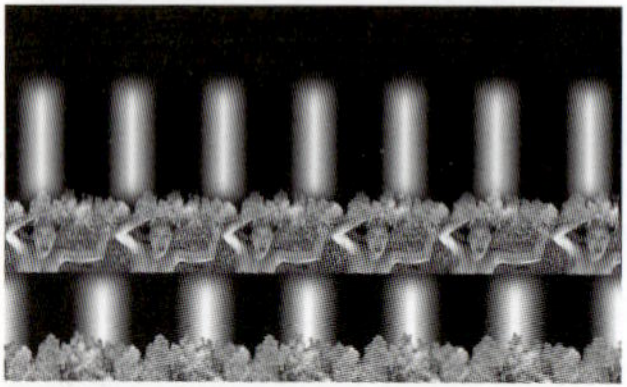

P43 LAPS

平行法 このような模様が手前に浮き出て見えます
交差法 このような模様が画面奥に沈んで見えます

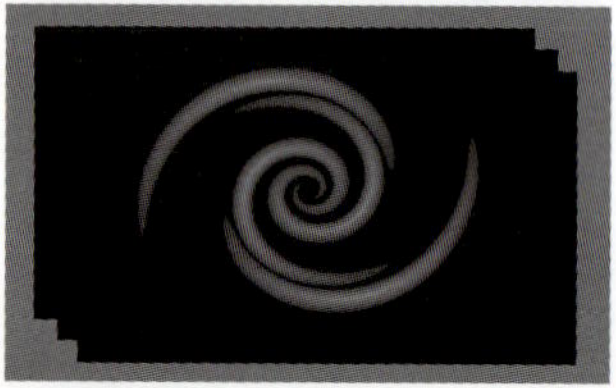

P44 The Grinder

平行法 このような模様が手前に浮き出て見えます
交差法 このような模様が画面奥に沈んで見えます

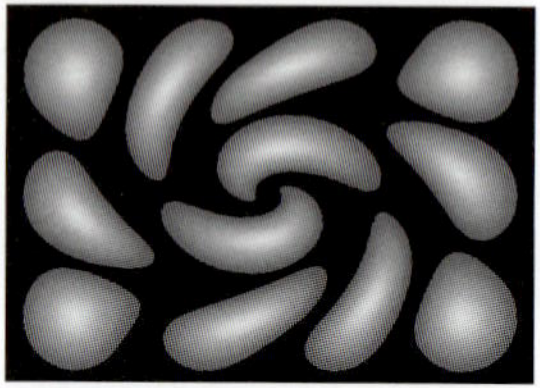

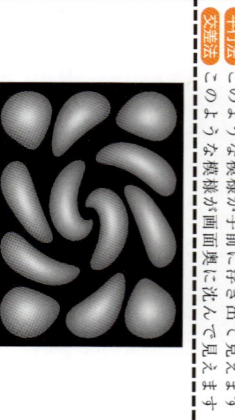

P45 Stereosaure

平行法「恐竜が２頭」、手前に浮き出て見えます
交差法「恐竜が２頭」、画面奥に沈んで見えます

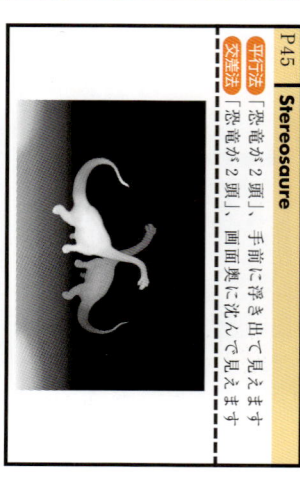

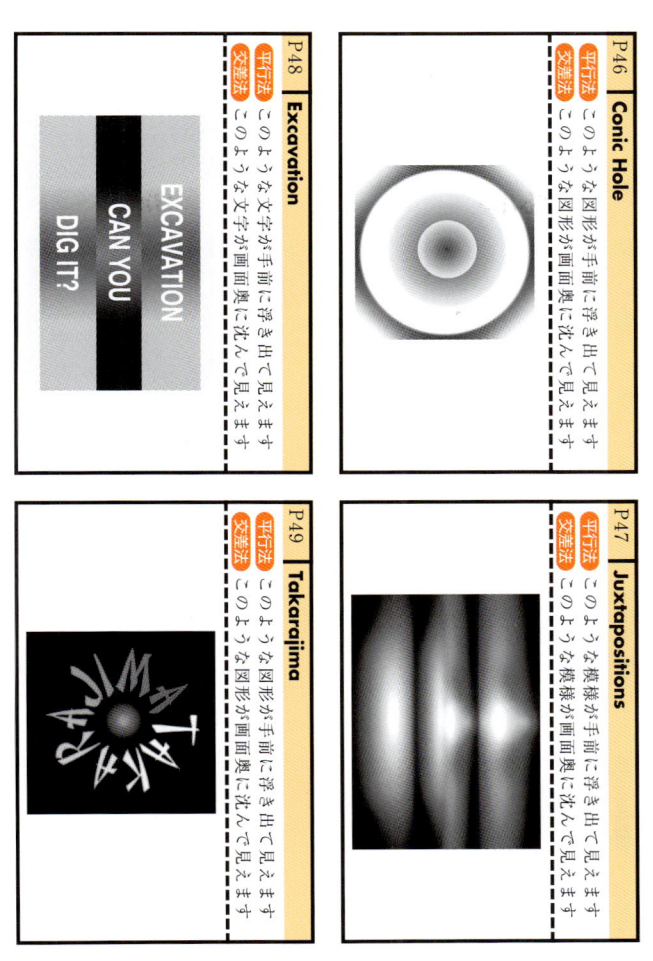

P46	**Conic Hole**

平行法 このような図形が手前に浮き出て見えます
交差法 このような図形が画面奥に沈んで見えます

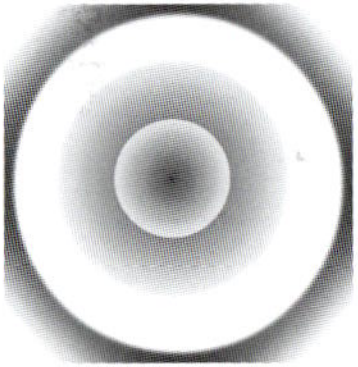

P47	**Juxtapositions**

平行法 このような模様が手前に浮き出て見えます
交差法 このような模様が画面奥に沈んで見えます

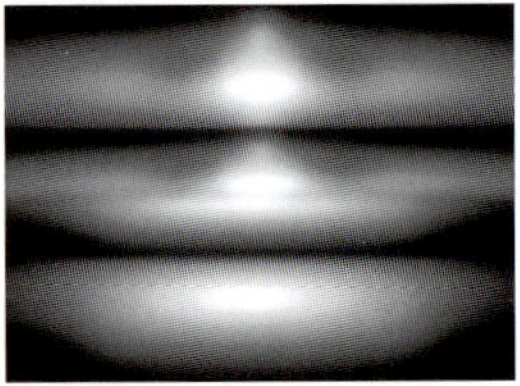

P48	**Excavation**

平行法 このような文字が手前に浮き出て見えます
交差法 このような文字が画面奥に沈んで見えます

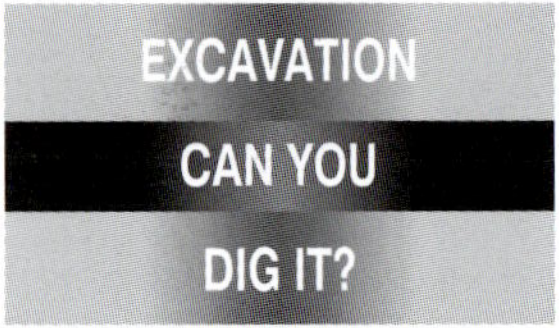

P49	**Takarajima**

平行法 このような図形が手前に浮き出て見えます
交差法 このような図形が画面奥に沈んで見えます

P50 Black Cat in Calmine

平行法「ネコが１匹」、手前に浮き出て見えます
交差法「ネコが１匹」、画面奥に沈んで見えます

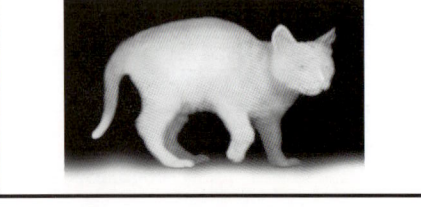

P51 Furnace

平行法 このような模様が手前に浮き出て見えます
交差法 このような模様が画面奥に沈んで見えます

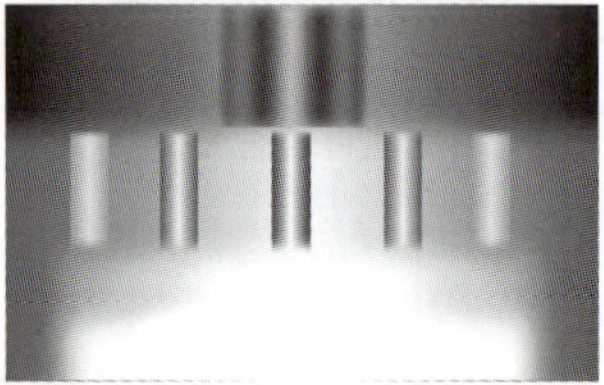

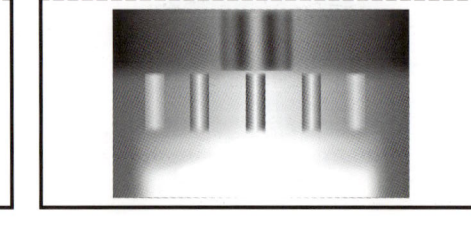

P52 Square Peg in Round Hole

平行法 このような図形が手前に浮き出て見えます
交差法 このような図形が画面奥に沈んで見えます

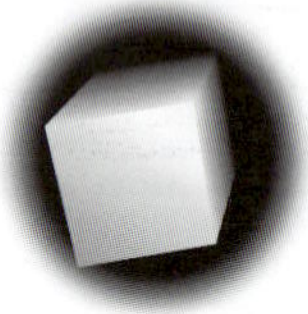

P53 13Black Cats in a Broken Mirror

平行法「ネコが１匹」、手前に浮き出て見えます
交差法「ネコが１匹」、画面奥に沈んで見えます

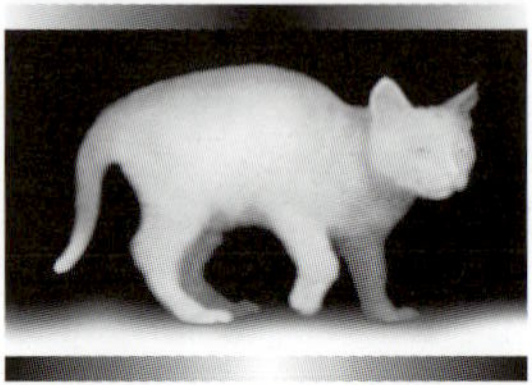

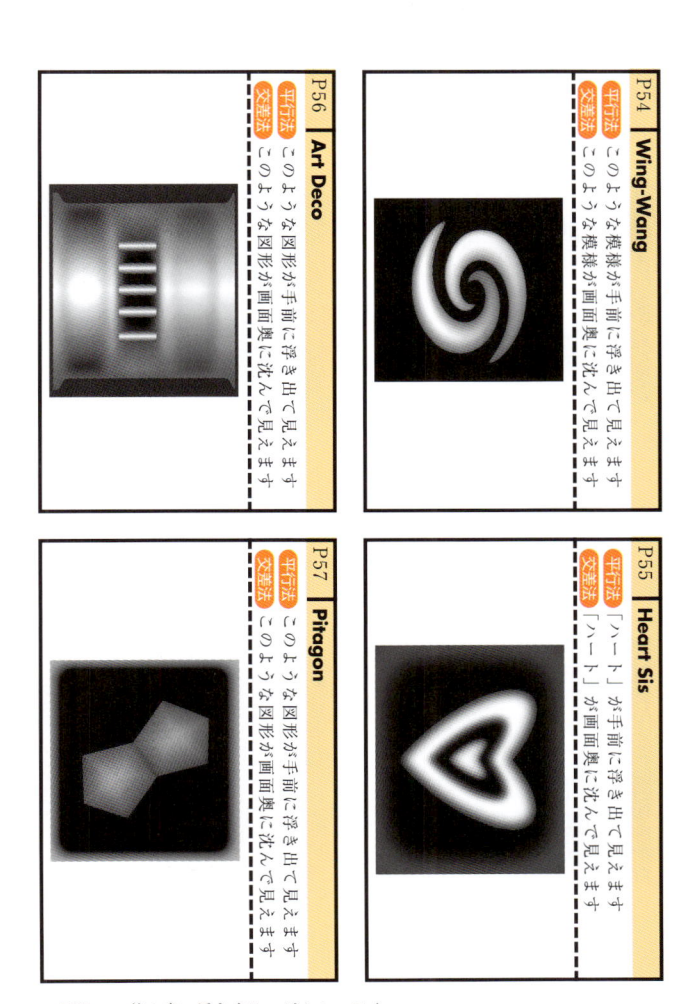

P54 Wing-Wang

平行法 このような模様が手前に浮き出て見えます
交差法 このような模様が画面奥に沈んで見えます

P55 Heart Sis

平行法 「ハート」が手前に浮き出て見えます
交差法 「ハート」が画面奥に沈んで見えます

P56 Art Deco

平行法 このような図形が手前に浮き出て見えます
交差法 このような図形が画面奥に沈んで見えます

P57 Pitagon

平行法 このような図形が手前に浮き出て見えます
交差法 このような図形が画面奥に沈んで見えます

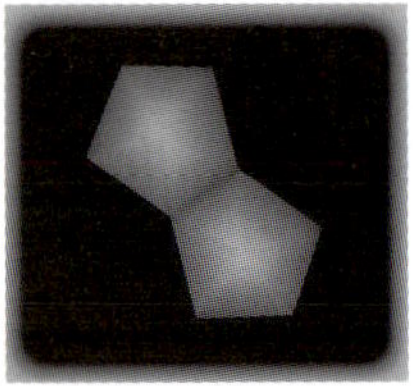

P58 **Shell Well**

平行法 このような模様が手前に浮き出て見えます
交差法 このような模様が画面奥に沈んで見えます

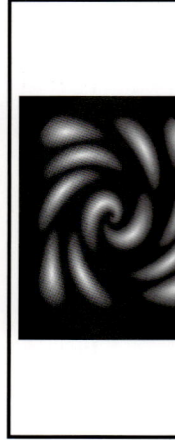

P59 **Honeycomb**

平行法 このような文字が手前に浮き出て見えます
交差法 このような文字が画面奥に沈んで見えます

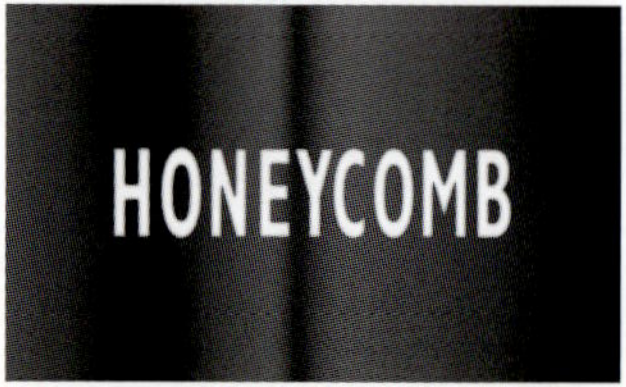

P60 **Out&In**

平行法 このような文字が手前に浮き出て見えます
交差法 このような文字が画面奥に沈んで見えます

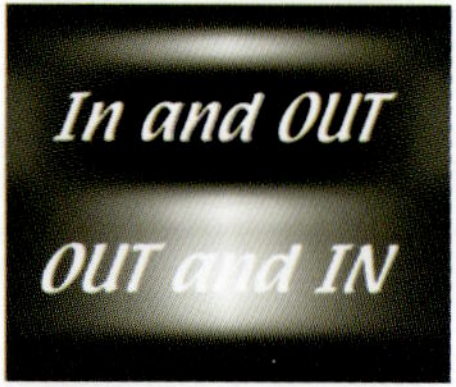

P61 **I Don't Know**

平行法 このような文字が手前に浮き出て見えます
交差法 このような文字が画面奥に沈んで見えます

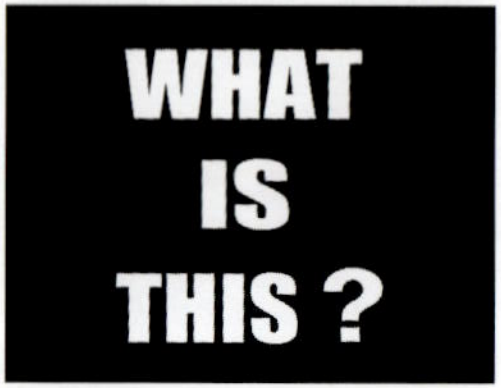

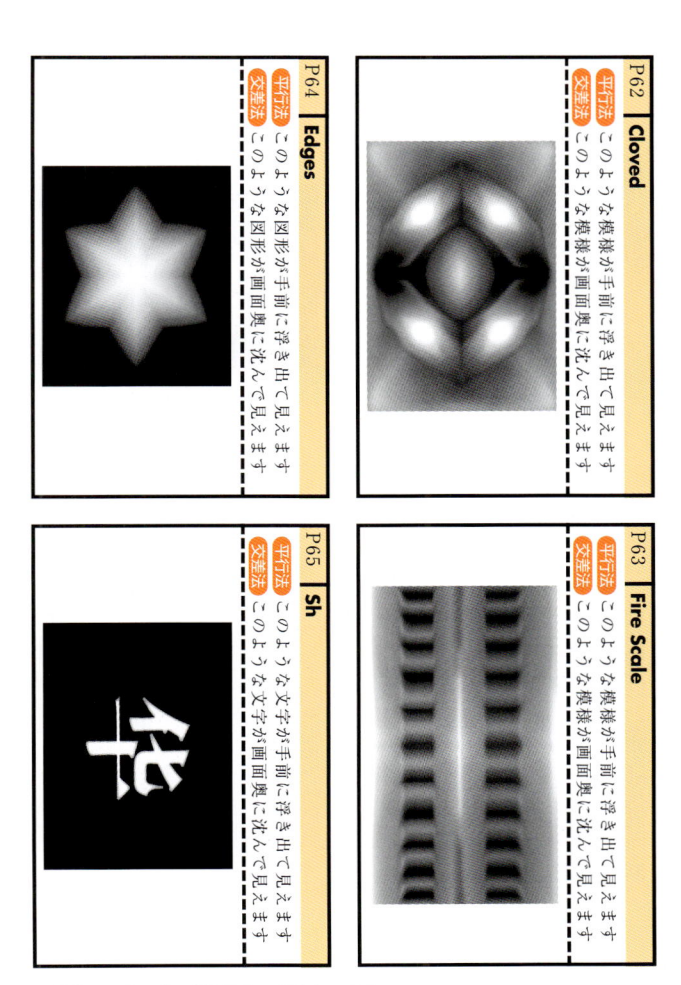

P62 **Cloved**

平行法 このような模様が手前に浮き出て見えます
交差法 このような模様が画面奥に沈んで見えます

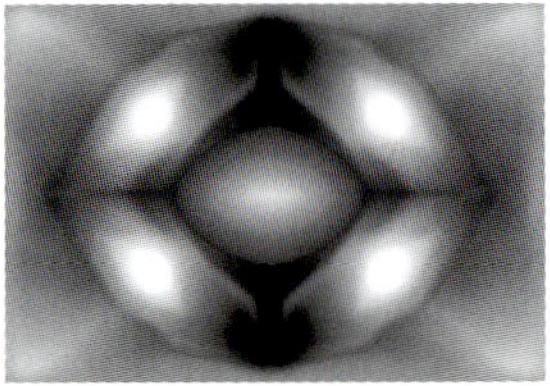

P63 **Fire Scale**

平行法 このような模様が手前に浮き出て見えます
交差法 このような模様が画面奥に沈んで見えます

P64 **Edges**

平行法 このような図形が手前に浮き出て見えます
交差法 このような図形が画面奥に沈んで見えます

P65 **Sh**

平行法 このような文字が手前に浮き出て見えます
交差法 このような文字が画面奥に沈んで見えます

P66 Crown Thee

平行法「王冠が１つ」、手前に浮き出て見えます
交差法「王冠が１つ」、画面奥に沈んで見えます

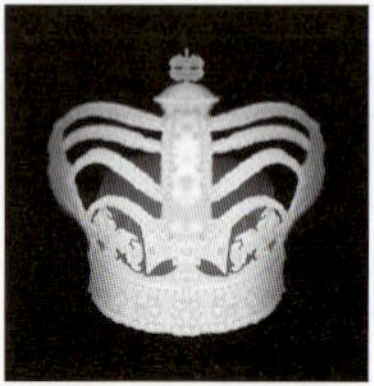

P67 Nest Egg

平行法 このような文字が手前に浮き出て見えます
交差法 このような文字が画面奥に沈んで見えます

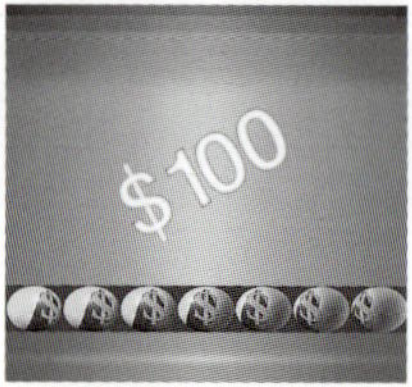

P68 Baroque

平行法 このような図形が手前に浮き出て見えます
交差法 このような図形が画面奥に沈んで見えます

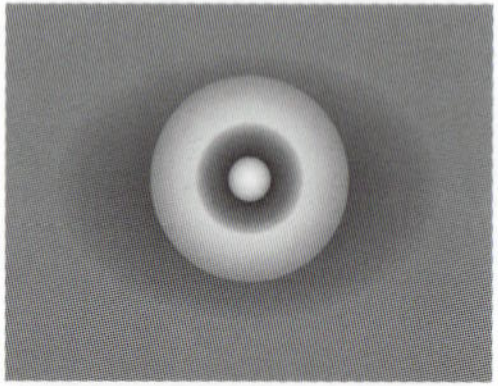

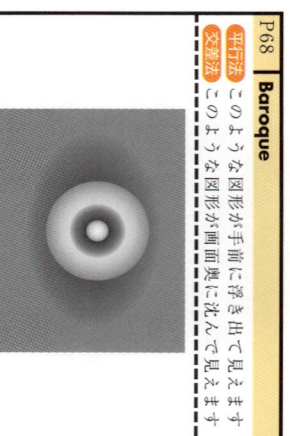

P69 Square Face

平行法 このような図形が手前に浮き出て見えます
交差法 平行法とは凹凸が逆に見えます

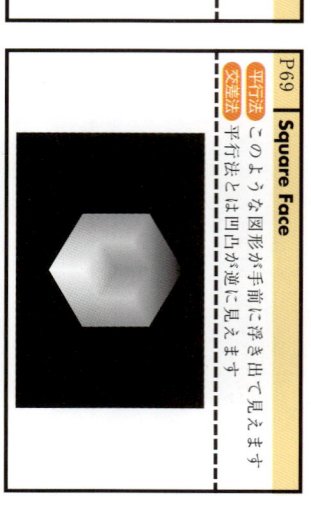

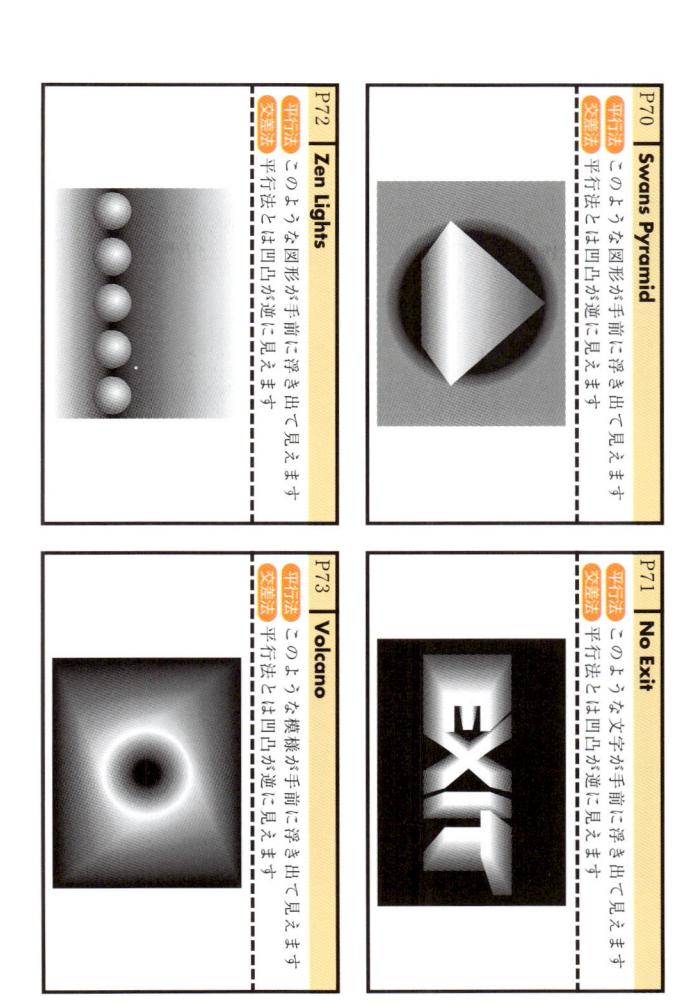

P70 **Swans Pyramid**

平行法 このような図形が手前に浮き出て見えます

交差法 平行法とは凹凸が逆に見えます

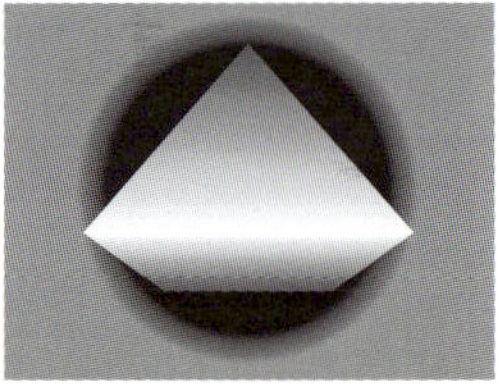

P71 **No Exit**

平行法 このような文字が手前に浮き出て見えます

交差法 平行法とは凹凸が逆に見えます

P72 **Zen Lights**

平行法 このような図形が手前に浮き出て見えます

交差法 平行法とは凹凸が逆に見えます

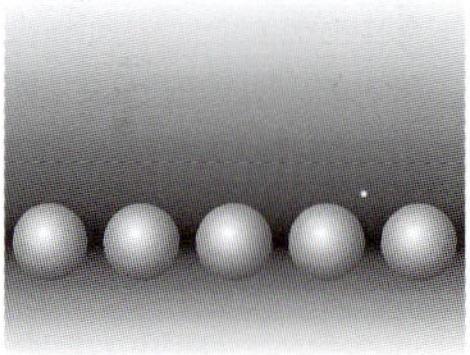

P73 **Volcano**

平行法 このような模様が手前に浮き出て見えます

交差法 平行法とは凹凸が逆に見えます

P74 **Box and Circle**

平行法 このような図形が手前に浮き出て見えます
交差法 平行法とは凹凸が逆に見えます

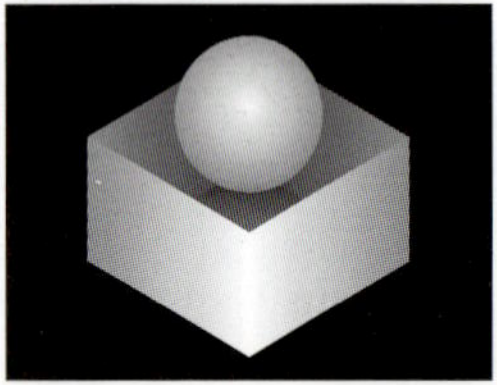

P75 **Circular Box**

平行法 このような図形が手前に浮き出て見えます
交差法 平行法とは凹凸が逆に見えます

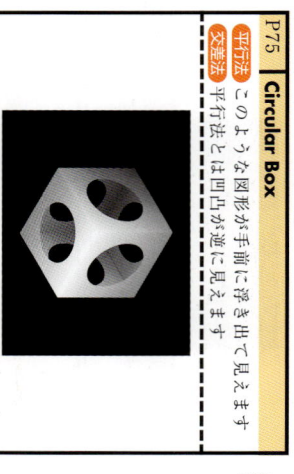

P76 **Face**

平行法「顔が１つ」、手前に浮き出て見えます
交差法 平行法とは凹凸が逆に見えます

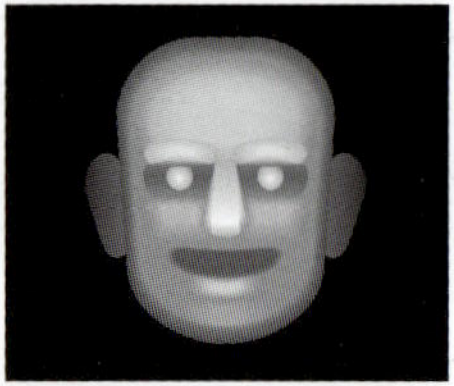

P77 **Frost Spiral**

平行法 このような模様が手前に浮き出て見えます
交差法 平行法とは凹凸が逆に見えます

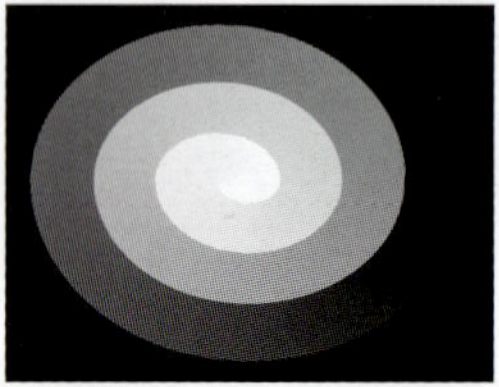

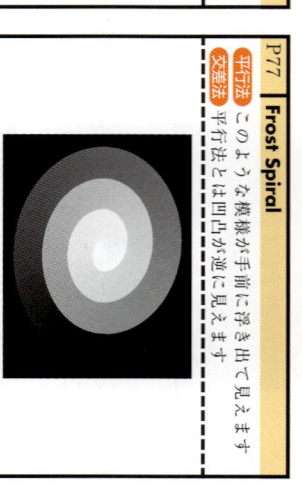

P78 Splash

平行法 このような図形が手前に浮き出て見えます
交差法 平行法とは凹凸が逆に見えます

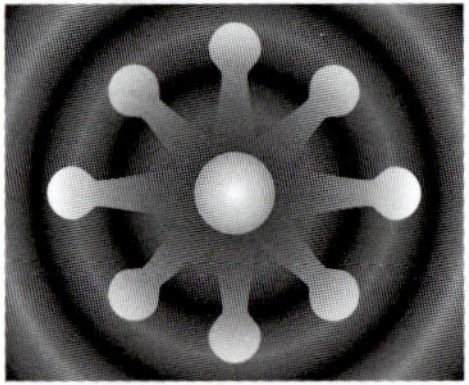

P79 Skull

平行法 「ドクロが１つ」、手前に浮き出て見えます
交差法 「ドクロが１つ」、画面奥に沈んで見えます

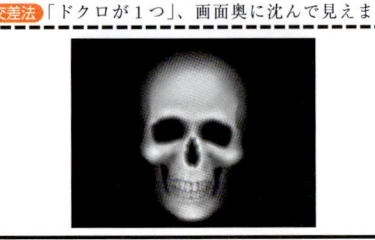

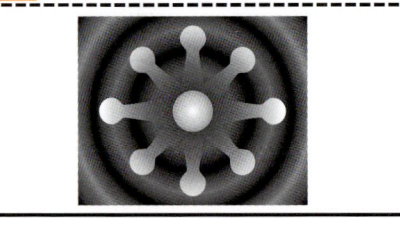

P80 Treasure Island

平行法 このような文字が手前に浮き出て見えます
交差法 このような文字が画面奥に沈んで見えます

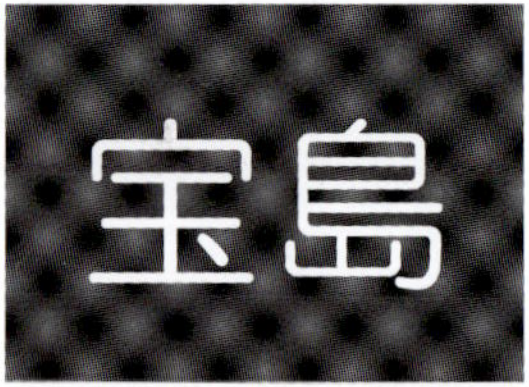

P81 Circle

平行法 このような図形が手前に浮き出て見えます
交差法 このような図形が画面奥に沈んで見えます

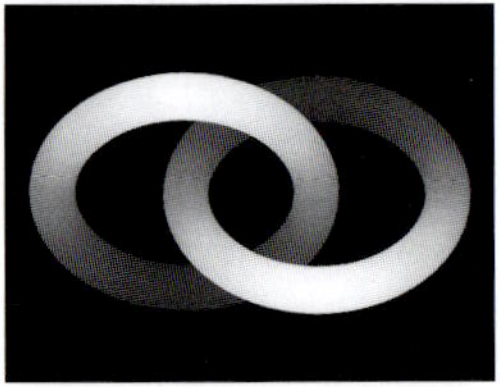

P82 Whirlpool

平行法 このような模様が手前に浮き出て見えます
交差法 このような模様が画面奥に沈んで見えます

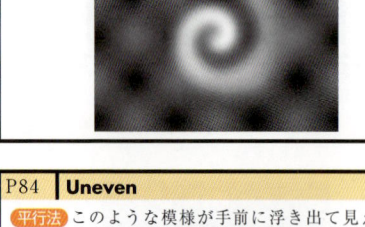

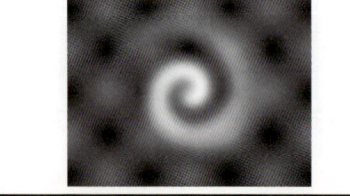

P83 Ring Ring

平行法 このような図形が手前に浮き出て見えます
交差法 このような図形が画面奥に沈んで見えます

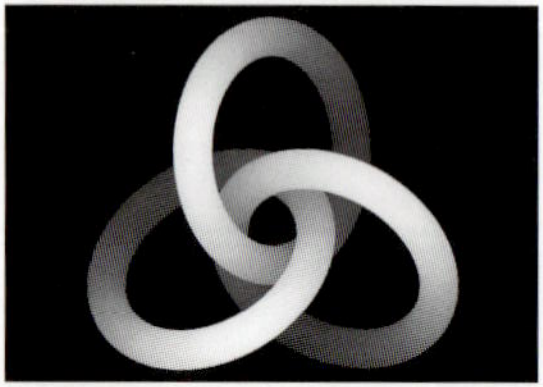

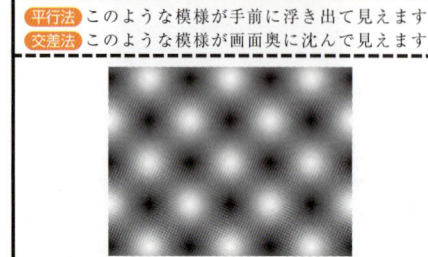

P84 Uneven

平行法 このような模様が手前に浮き出て見えます
交差法 このような模様が画面奥に沈んで見えます

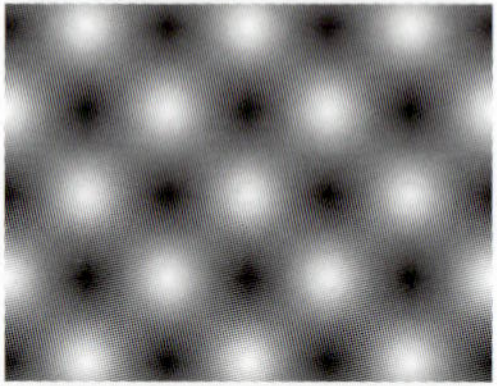

P85 Pattern

平行法 このような模様が手前に浮き出て見えます
交差法 このような模様が画面奥に沈んで見えます

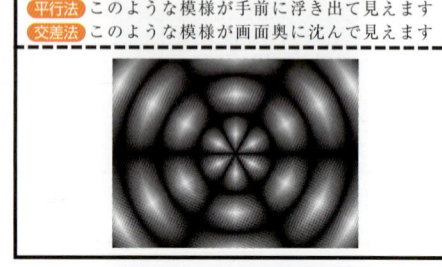

P86 Scroll

平行法 このような模様が手前に浮き出て見えます

交差法 このような模様が画面奥に沈んで見えます

P87 Square

平行法 このような図形が手前に浮き出て見えます

交差法 このような図形が画面奥に沈んで見えます

P88 Eddying current

平行法 このような模様が手前に浮き出て見えます

交差法 このような模様が画面奥に沈んで見えます

P89 Twist

平行法 このような模様が手前に浮き出て見えます

交差法 このような模様が画面奥に沈んで見えます

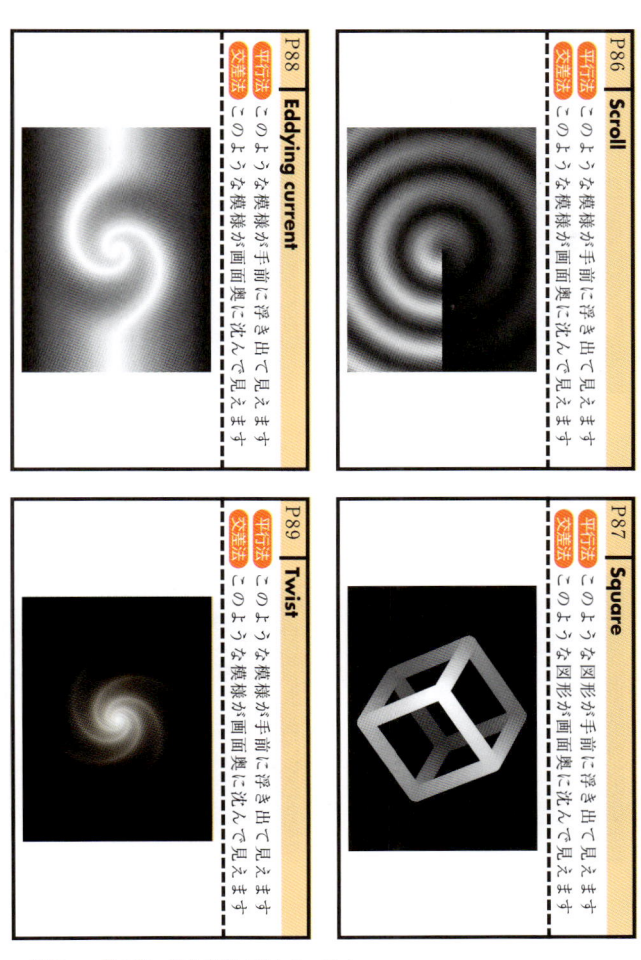

P90 Heart&Arrow

平行法 このような図形が手前に浮き出て見えます
交差法 このような図形が画面奥に沈んで見えます

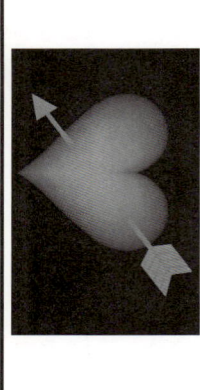

P91 Dinosaur

平行法「恐竜が１頭」、手前に浮き出て見えます
交差法「恐竜が１匹」、画面奥に沈んで見えます

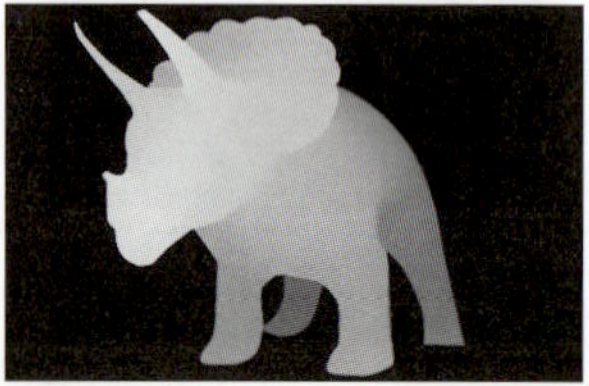

P92 Walk on Tiptoe

平行法「ネコが１匹」、手前に浮き出て見えます
交差法「ネコが１匹」、画面奥に沈んで見えます

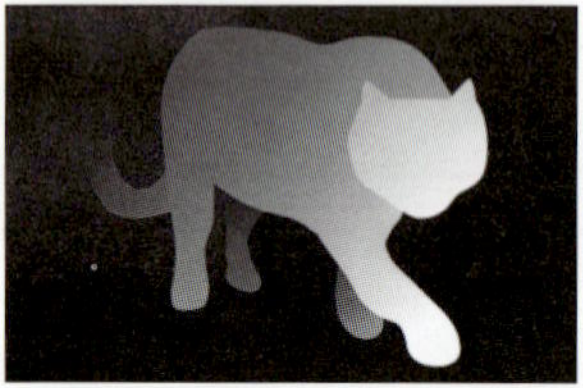

P93 Mouse

平行法「ネズミの顔」が手前に浮き出て見えます
交差法「ネズミの顔」が画面奥に沈んで見えます

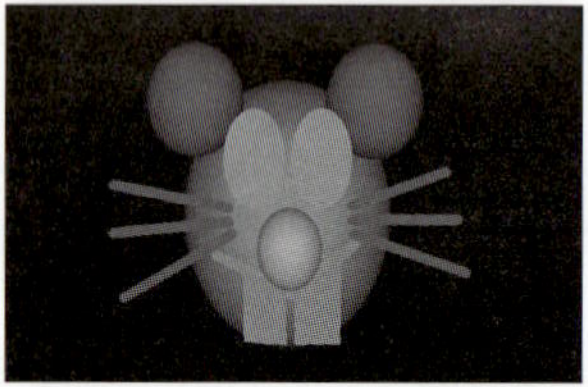

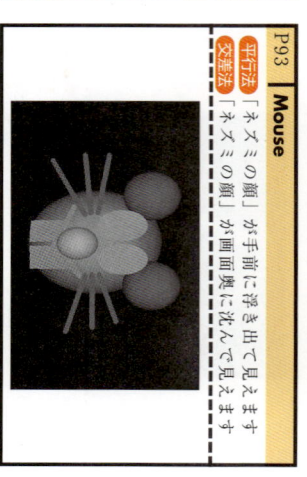

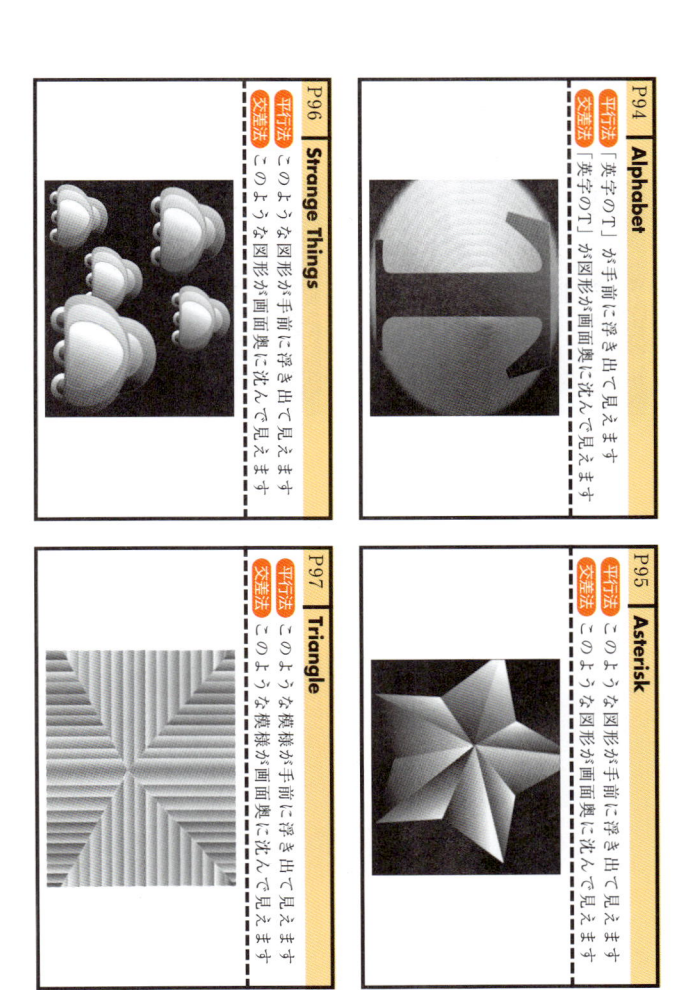

P94 Alphabet

平行法「英字のT」が手前に浮き出て見えます

交差法「英字のT」が図形が画面奥に沈んで見えます

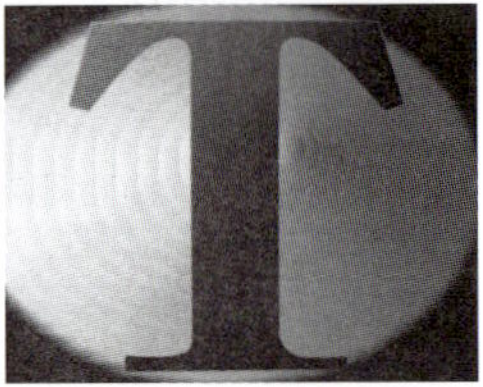

P95 Asterisk

平行法 このような図形が手前に浮き出て見えます

交差法 このような図形が画面奥に沈んで見えます

P96 Strange Things

平行法 このような図形が手前に浮き出て見えます

交差法 このような図形が画面奥に沈んで見えます

P97 Triangle

平行法 このような模様が手前に浮き出て見えます

交差法 このような模様が画面奥に沈んで見えます

P98 **Cylinder**

平行法 このような図形が手前に浮き出て見えます
交差法 このような図形が画面奥に沈んで見えます

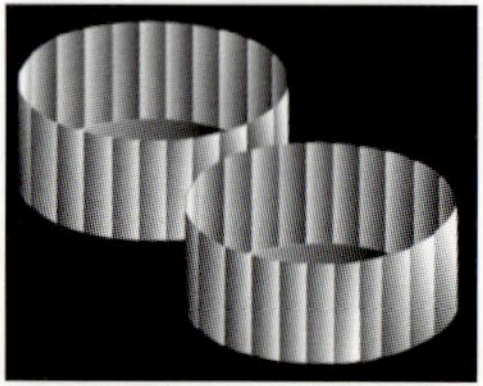

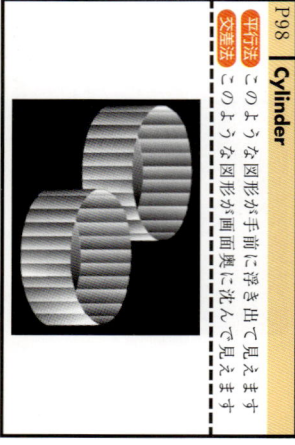

P99 **Fish**

平行法「サカナが１匹」、手前に浮き出て見えます
交差法「サカナが１匹」、画面奥に沈んで見えます

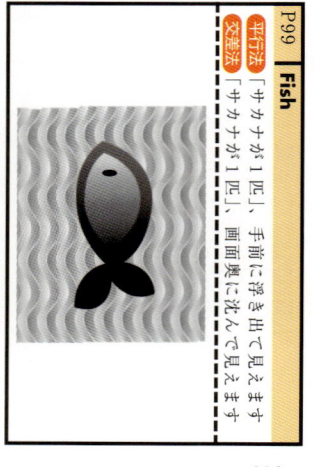

P100 **Fan Shaped**

平行法 このような図形が手前に浮き出て見えます
交差法 このような図形が画面奥に沈んで見えます

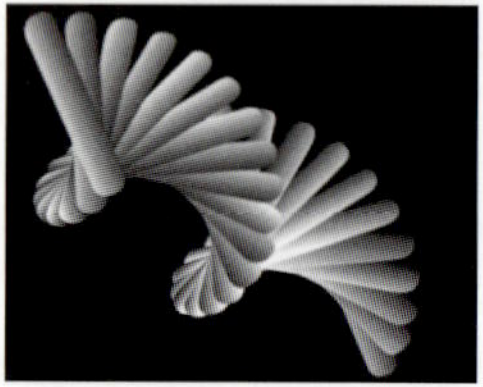

P101 **Leaf**

平行法「１枚の葉」が手前に浮き出て見えます
交差法「１枚の葉」が画面奥に沈んで見えます

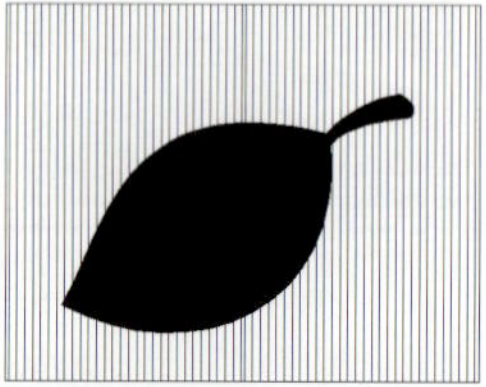

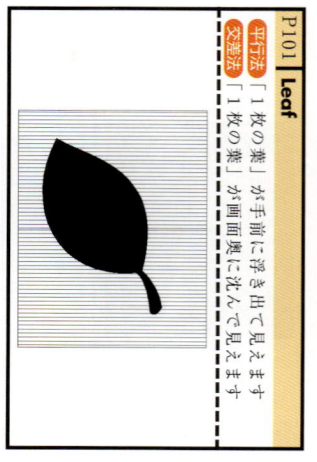

第3章
MAGICAL EYE

飛び出す
マジカル・アイ

解答はP142～P147にあります

Magic Rose Garden

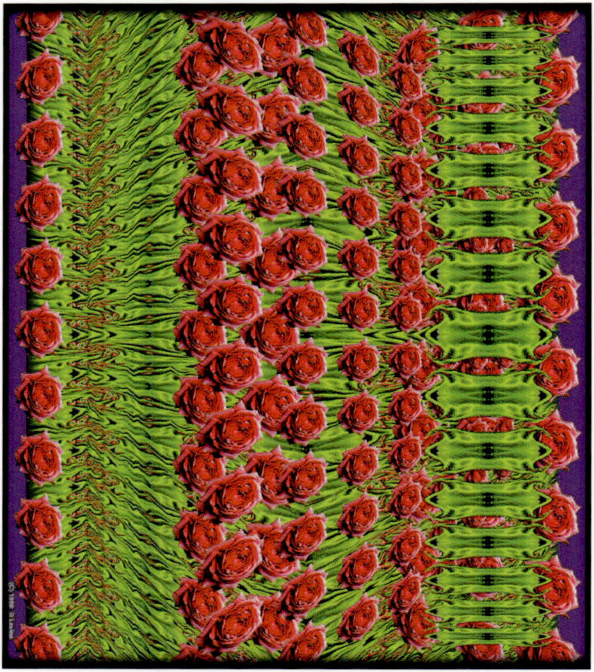

©Gene Levine

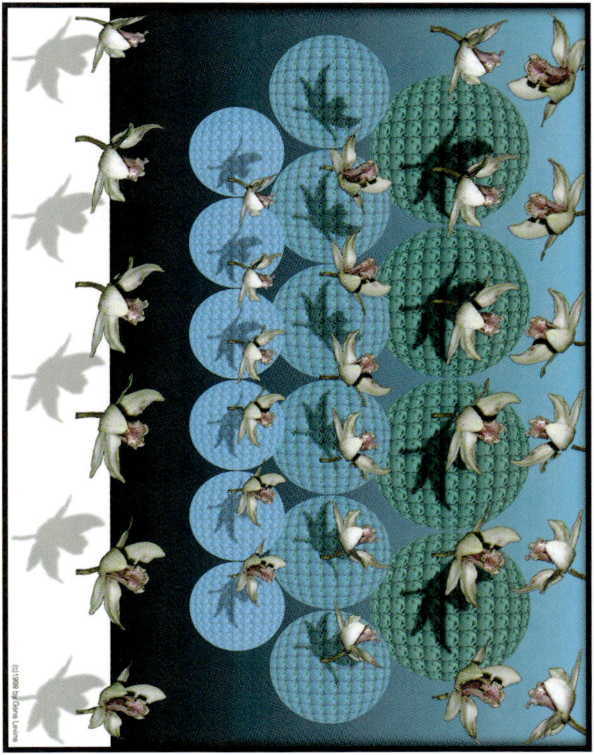

Orbchids

©Gene Levine

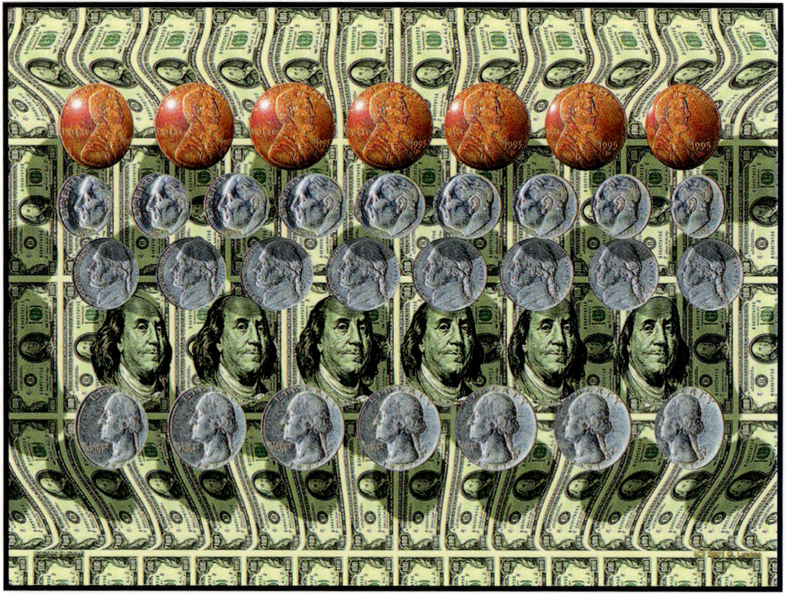

Hundred&Change ©Gene Levine

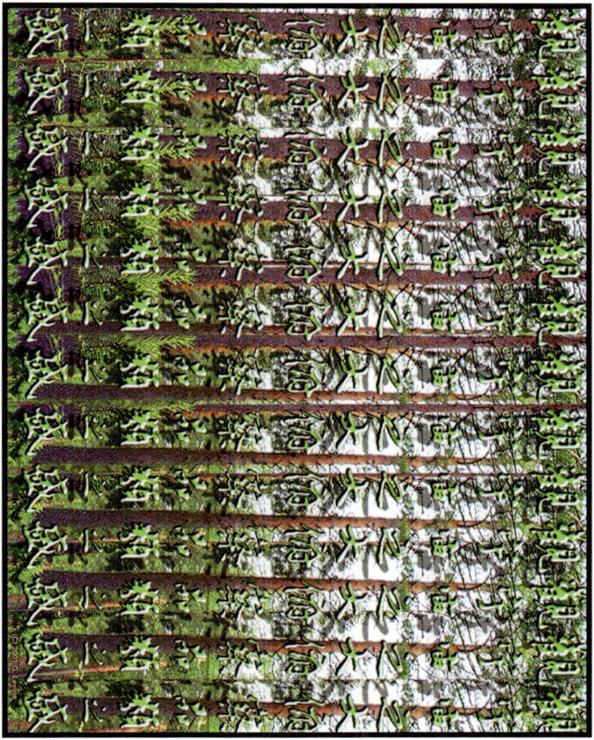

Poem Line

©Gene Levine

Heartgasms

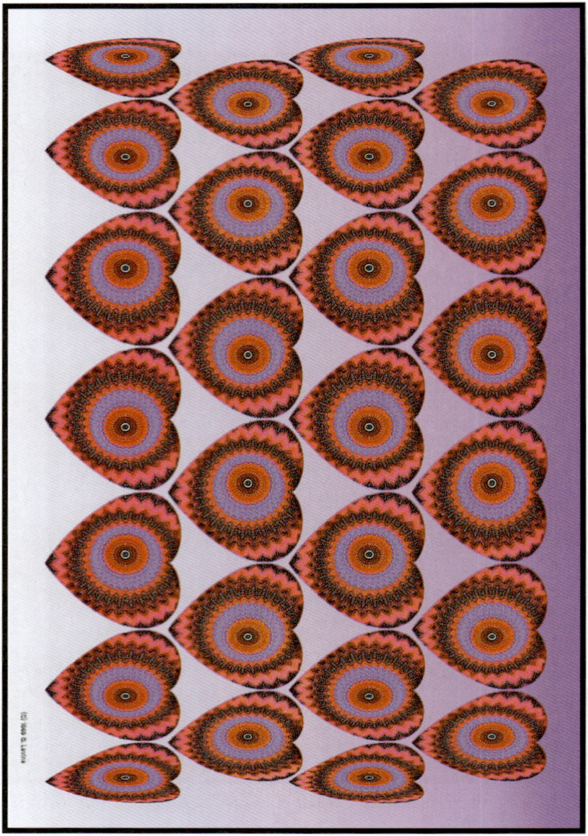

©Gene Levine

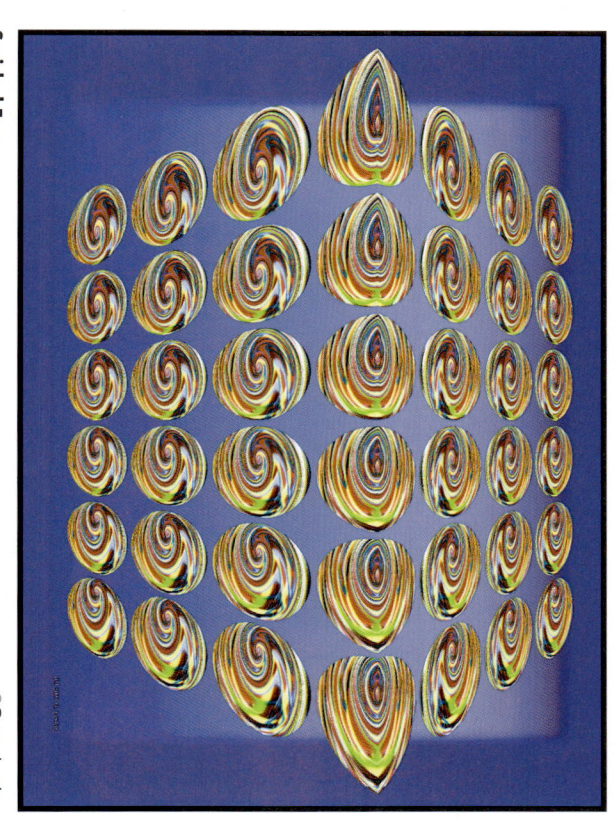

Swirled Eggs

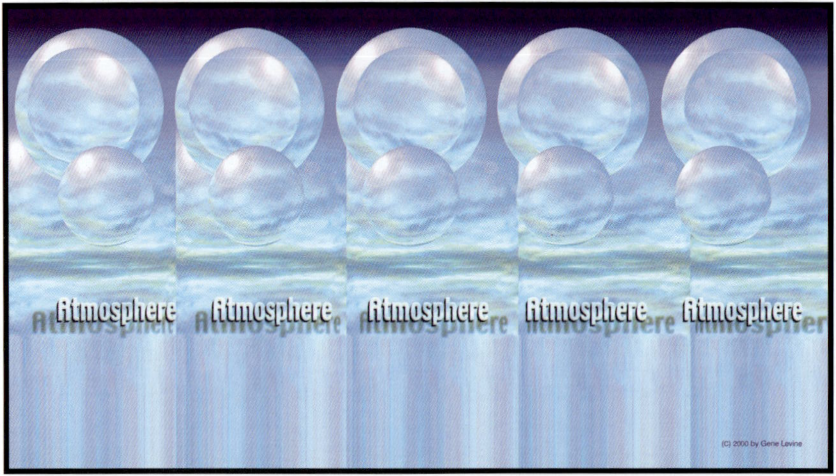

Atmosphere ©Gene Levine

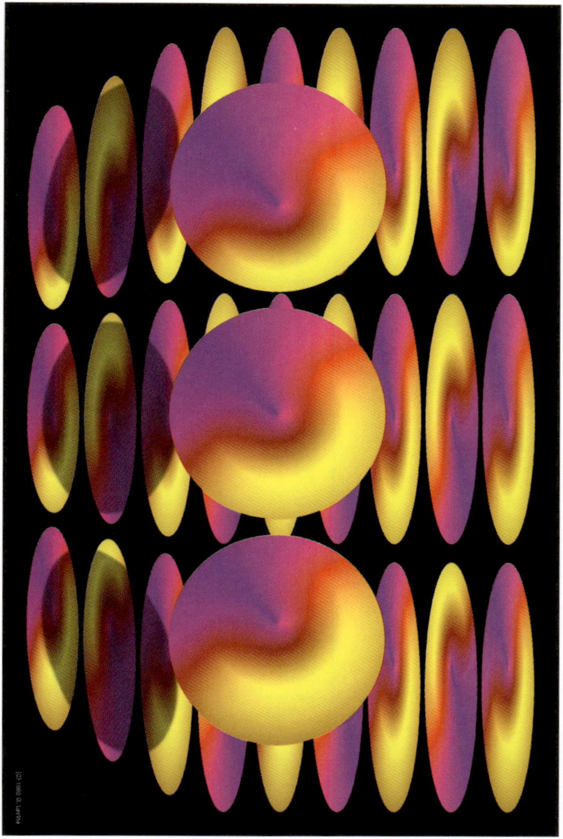

Wax Fusion

©Gene Levine

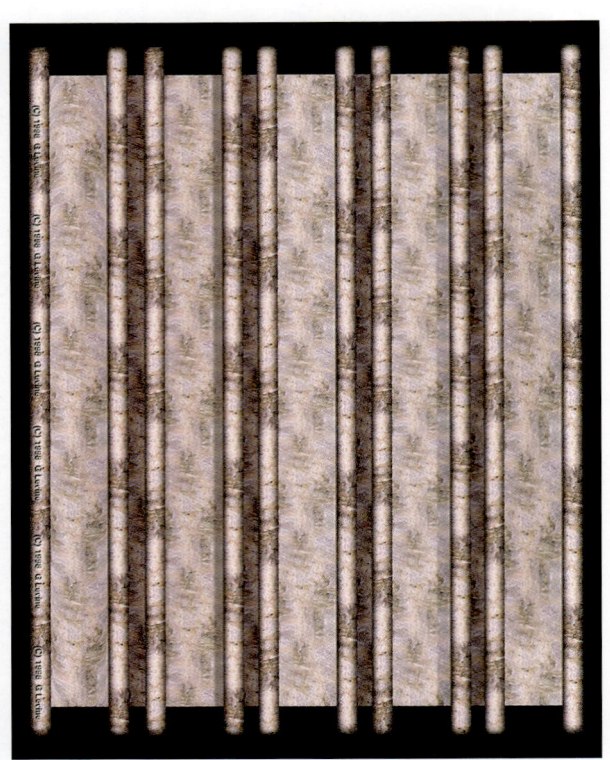

Scroll Stone ©Gene Levine

Arcade

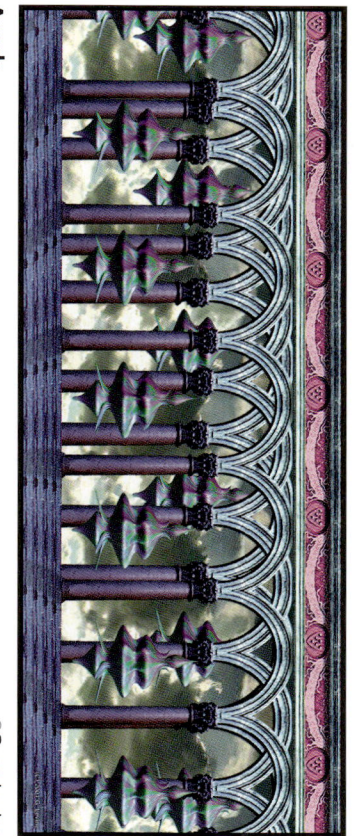

©Gene Levine

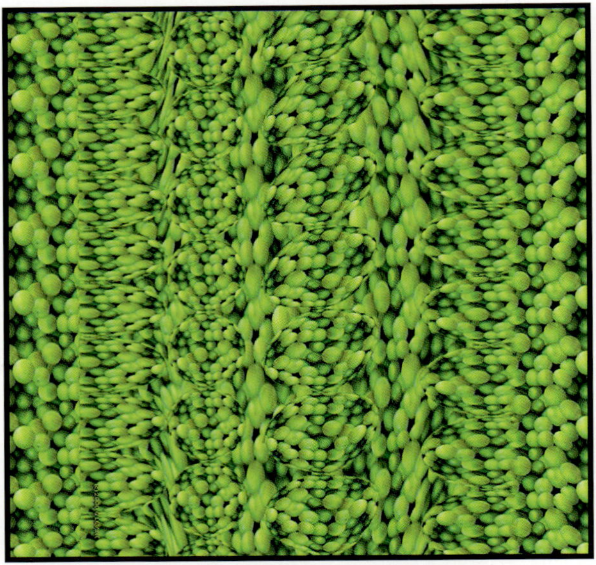

Grape Time

©Gene Levine

Multi Bevel

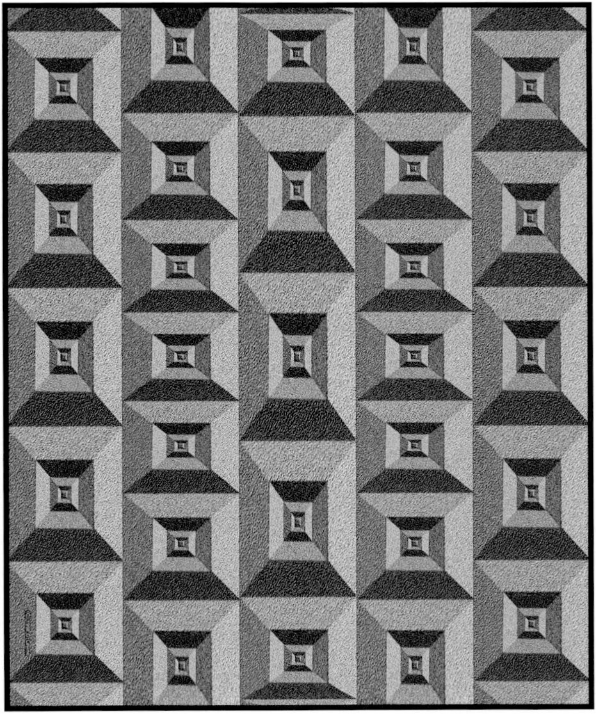

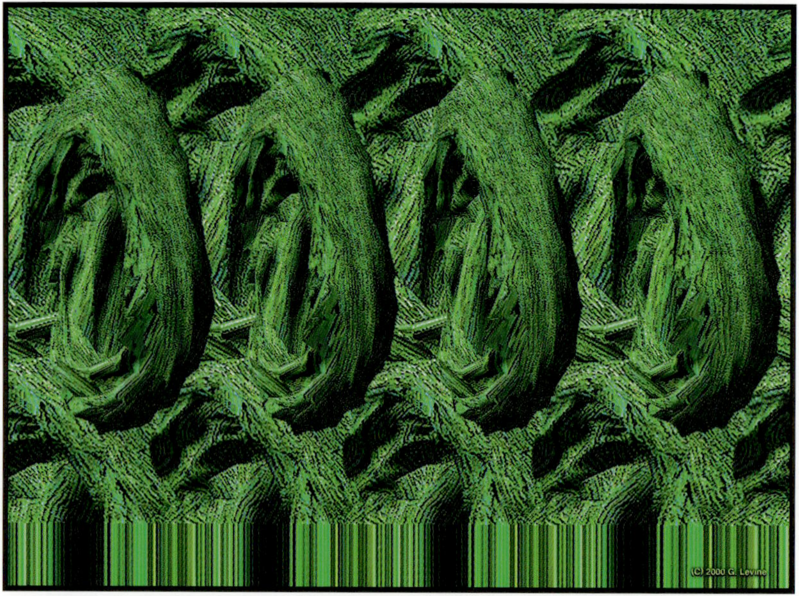

Green Mish

Veggie Bubbles

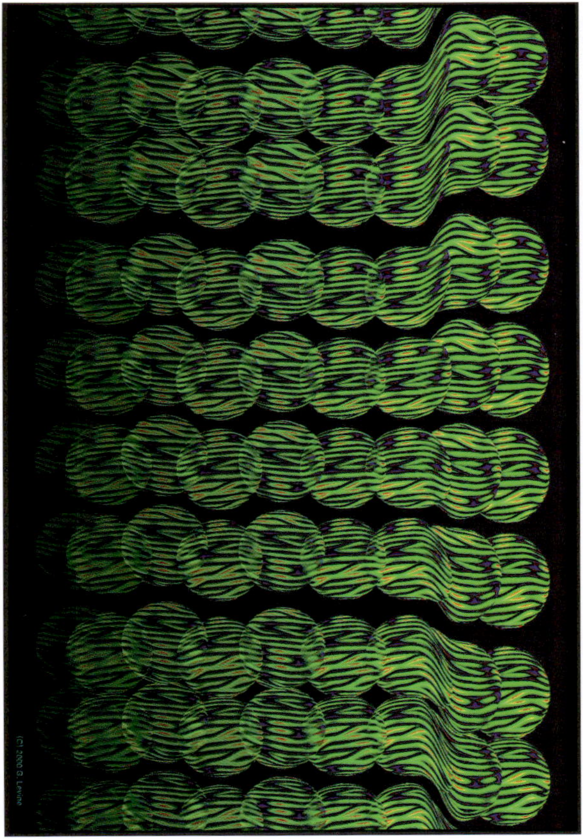

Curtain Call

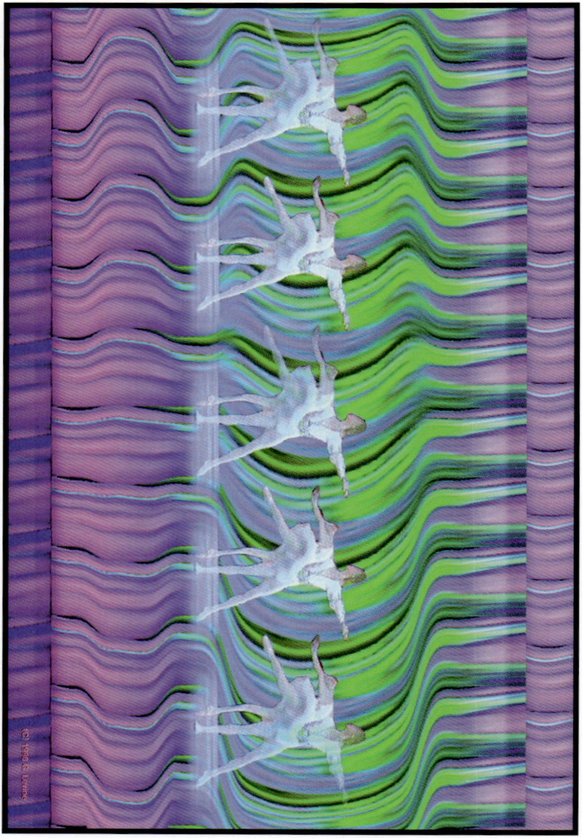

©Gene Levine

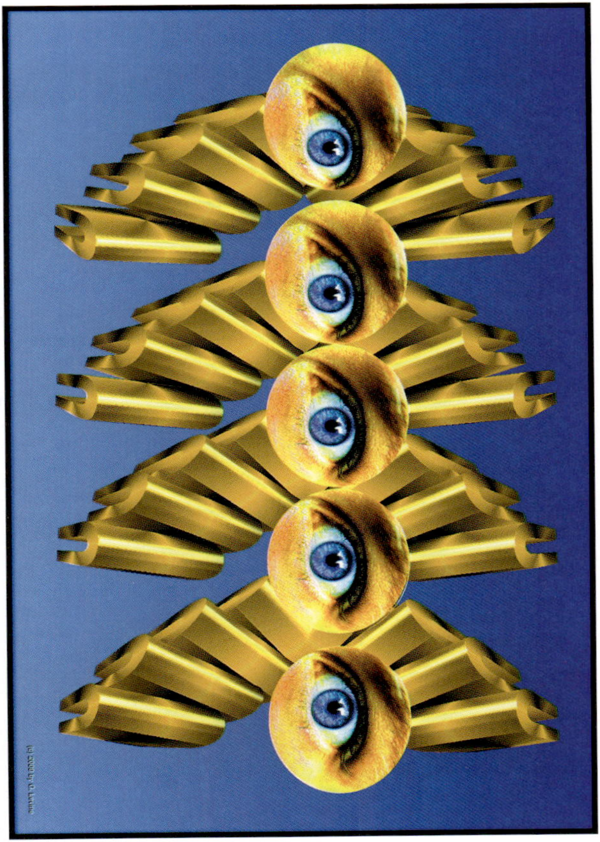

Golden Eye

©Gene Levine

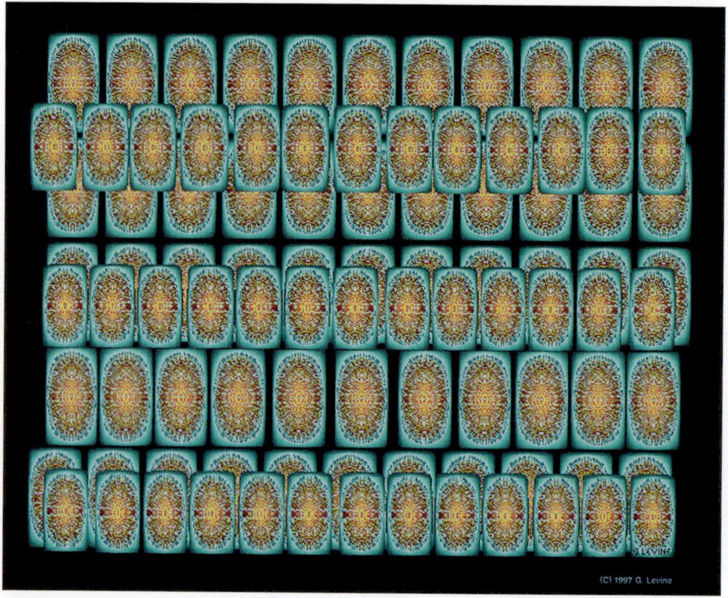

Tiles

©Gene Levine

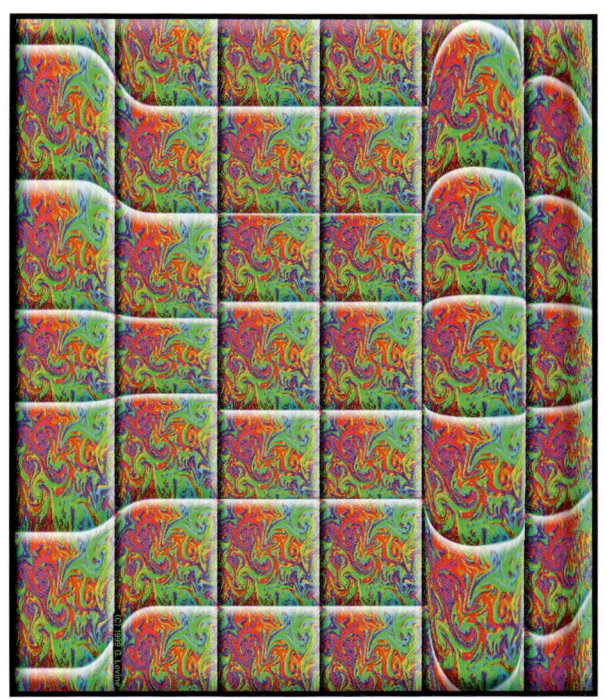

Venetian Squares

©Gene Levine

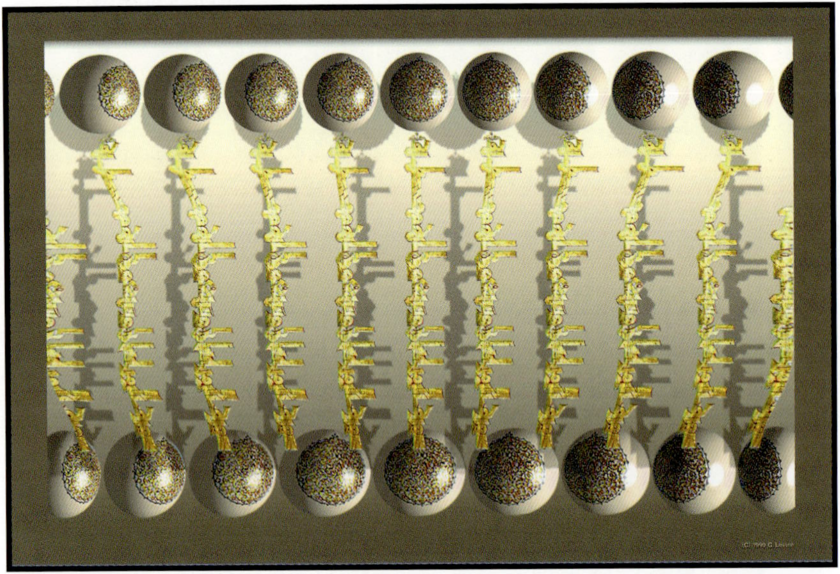

Koran Text ©Gene Levine

Orb Beds

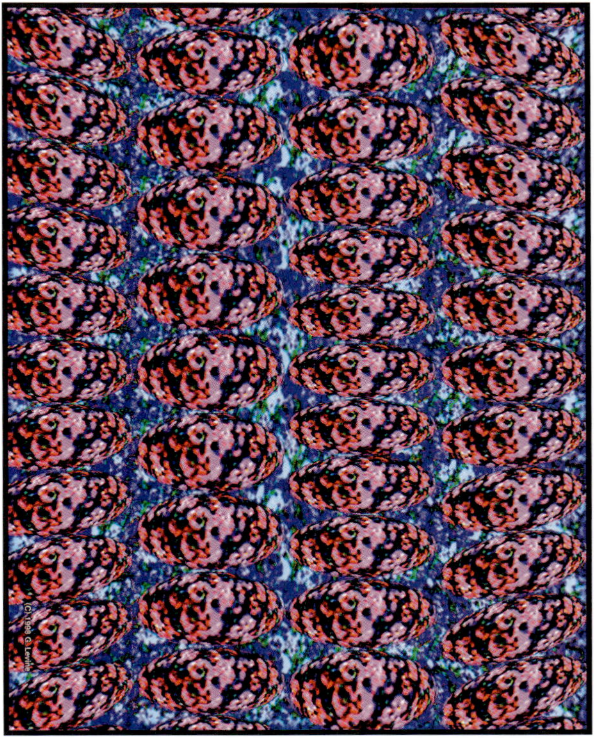

▽このページは本を縦にしてお読み下さい。

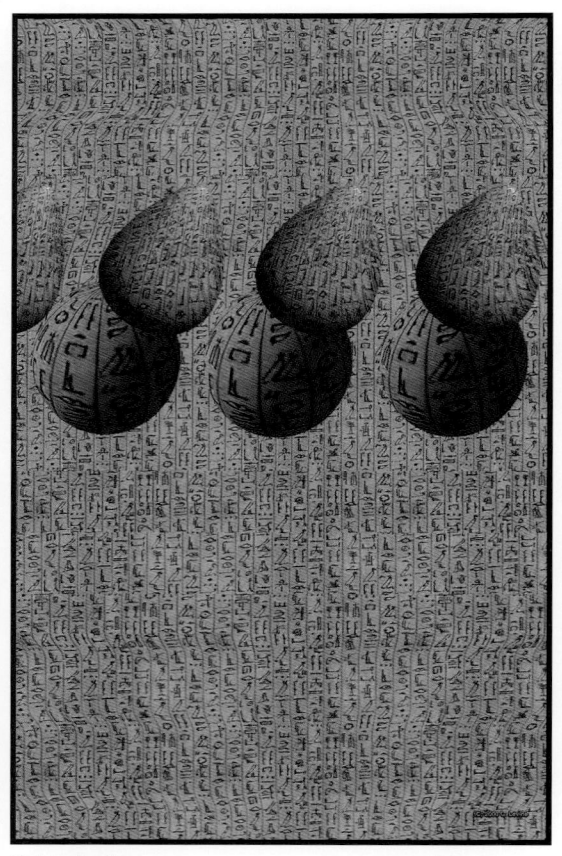

Heiroglyphs ©Gene Levine

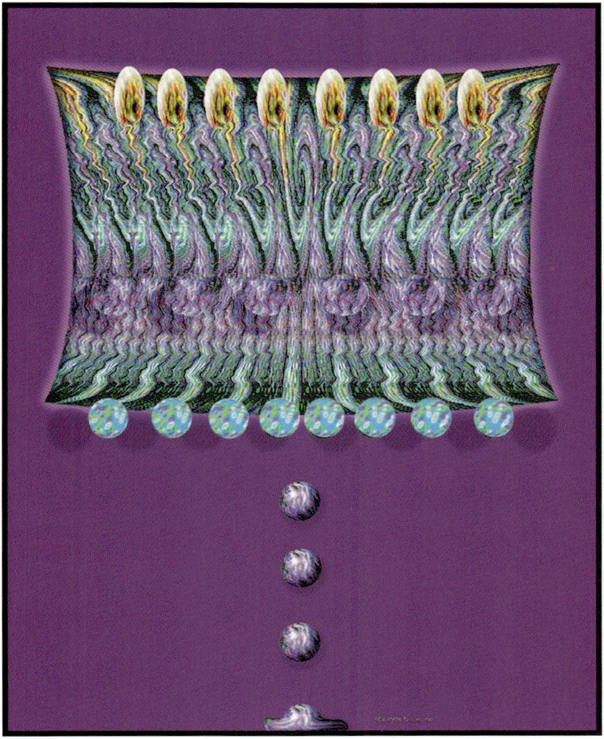

Marble Maker ©Gene Levine

こんなふうに見えましたか?

視点のズレの違いで、
見え方や見えるものの数が異なる場合もあります。
また解答図は平行法で見た場合のものです。

P120 Magic Rose Garden

平行法 奥行きが出て立体的に見えます
交差法 平行法と、ほぼ同じ見え方です

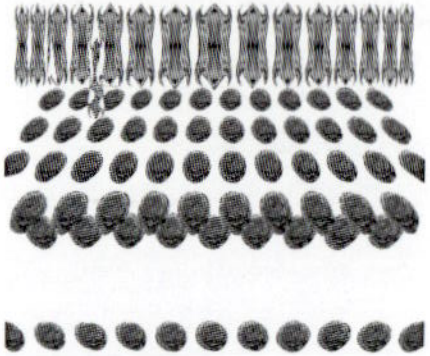

P121 Orbchids

平行法 奥行きが出て立体的に見えます
交差法 平行法と、ほぼ同じ見え方です

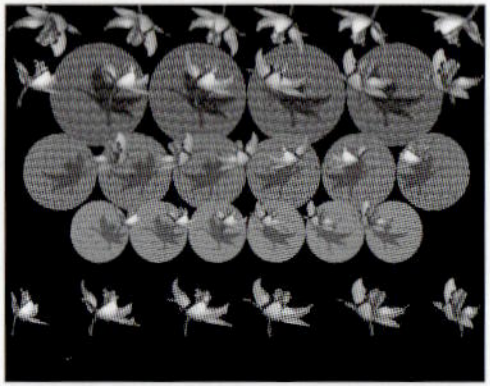

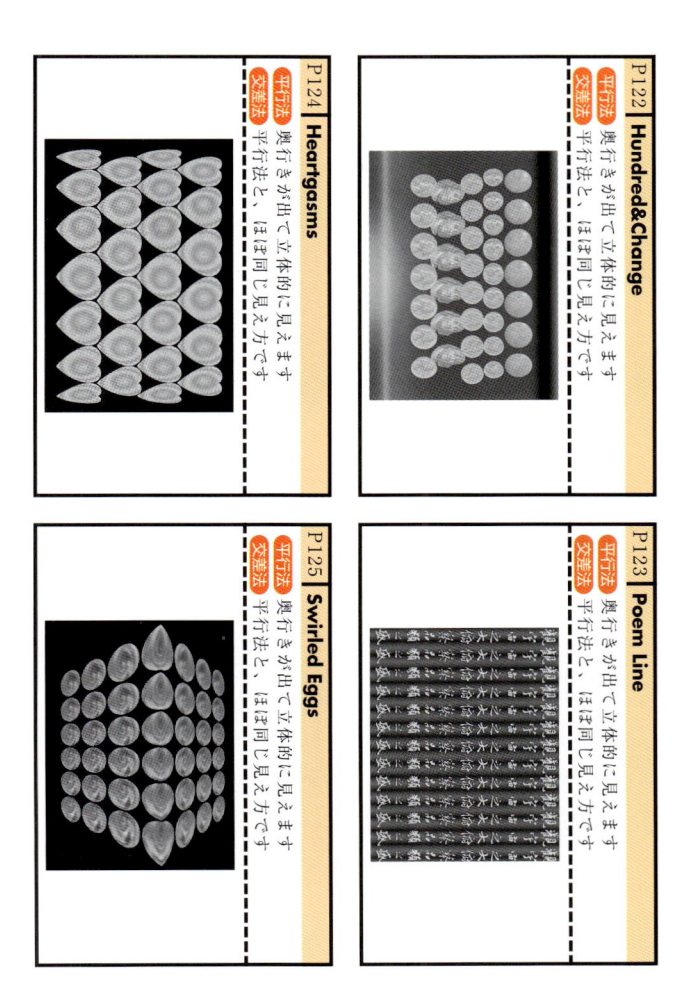

P122 Hundred&Change

平行法 奥行きが出て立体的に見えます
交差法 平行法と、ほぼ同じ見え方です

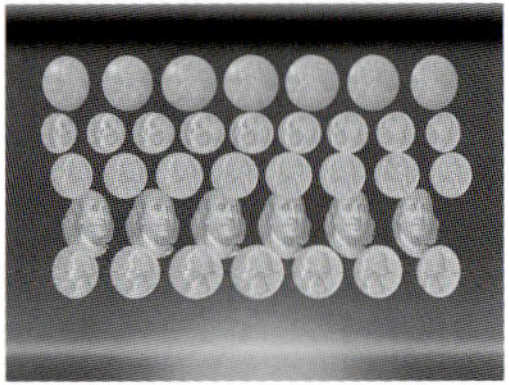

P123 Poem Line

平行法 奥行きが出て立体的に見えます
交差法 平行法と、ほぼ同じ見え方です

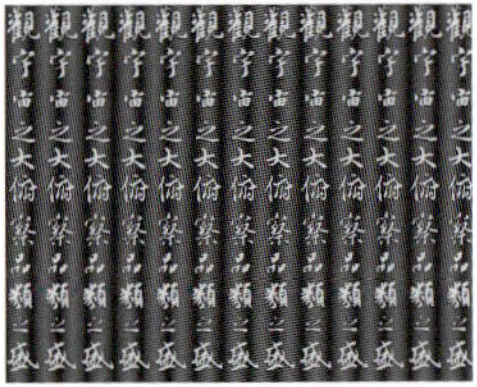

P124 Heartgasms

平行法 奥行きが出て立体的に見えます
交差法 平行法と、ほぼ同じ見え方です

P125 Swirled Eggs

平行法 奥行きが出て立体的に見えます
交差法 平行法と、ほぼ同じ見え方です

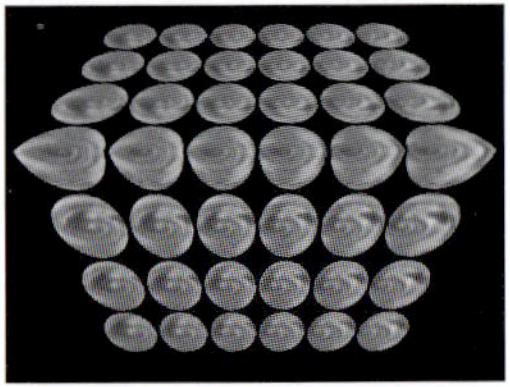

P126 Atmosphere

平行法 奥行きが出て立体的に見えます

交差法 平行法と、ほぼ同じ見え方です

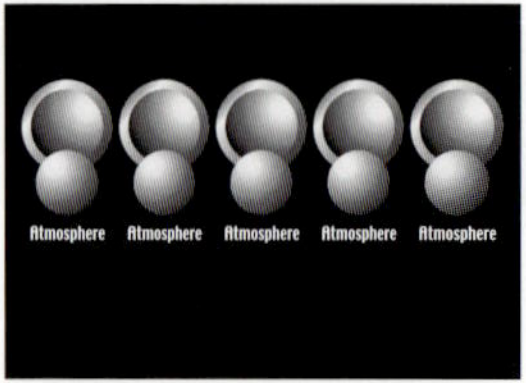

P127 Wax Fusion

平行法 奥行きが出て立体的に見えます

交差法 平行法と、ほぼ同じ見え方です

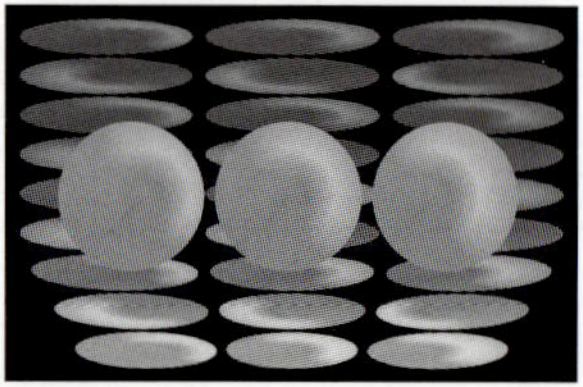

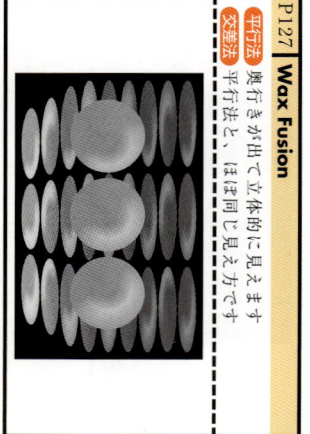

P128 Scroll Stone

平行法 奥行きが出て立体的に見えます

交差法 平行法と、ほぼ同じ見え方です

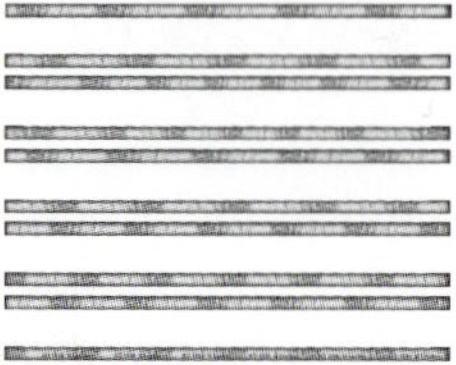

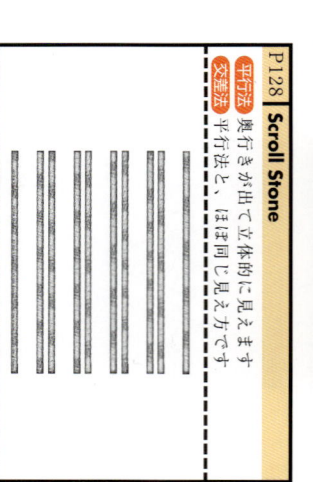

P129 Arcade

平行法 奥行きが出て立体的に見えます

交差法 平行法と、ほぼ同じ見え方です

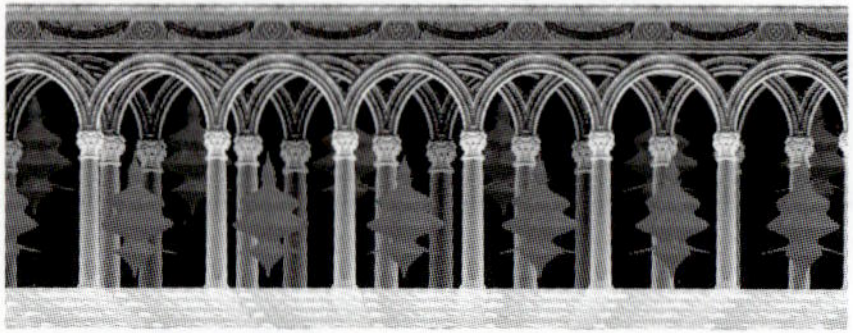

P130 **Grape Time**

平行法 奥行きが出て立体的に見えます
交差法 平行法と、ほぼ同じ見え方です

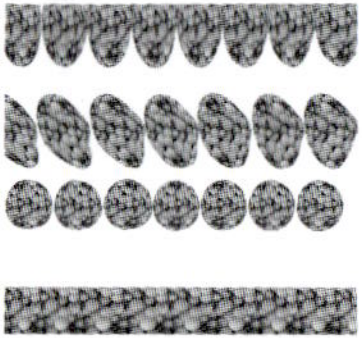

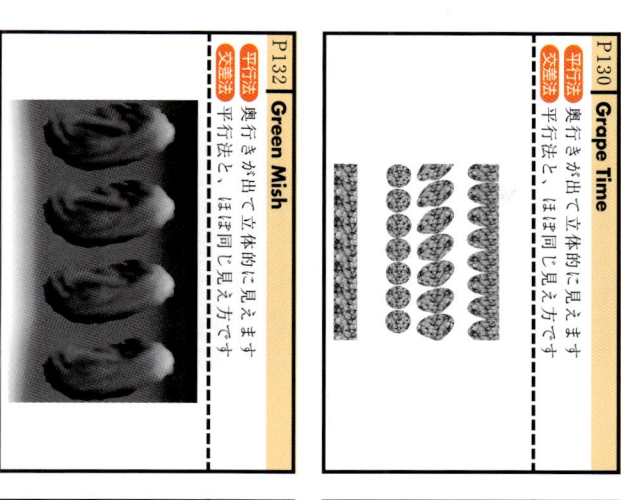

P131 **Multi Bevel**

平行法 奥行きが出て立体的に見えます
交差法 平行法と、ほぼ同じ見え方です

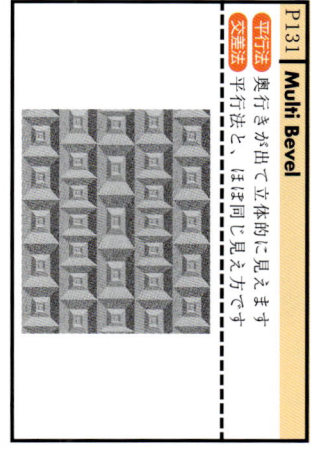

P132 **Green Mish**

平行法 奥行きが出て立体的に見えます
交差法 平行法と、ほぼ同じ見え方です

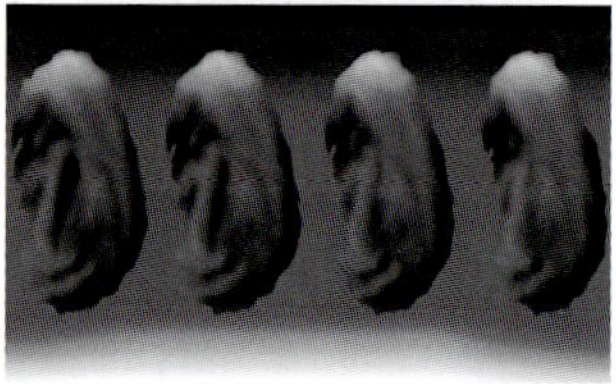

P133 **Veggie Bubbles**

平行法 奥行きが出て立体的に見えます
交差法 平行法と、ほぼ同じ見え方です

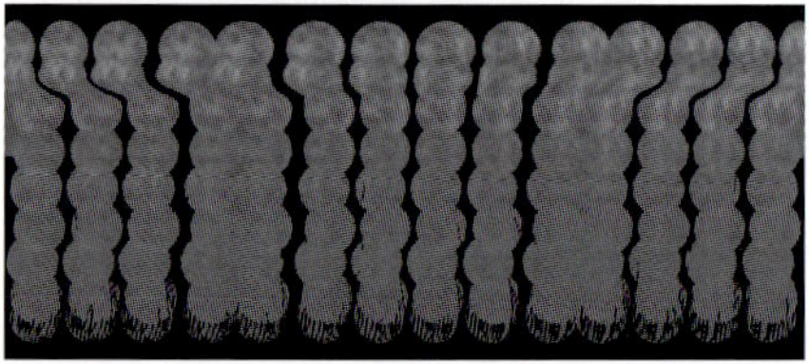

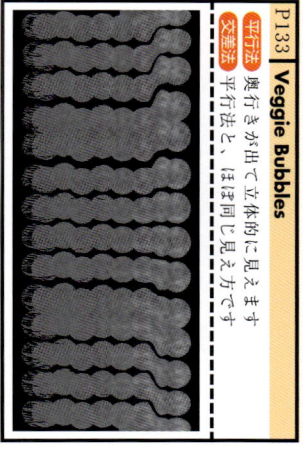

P134 Curtain Call

平行法 奥行きが出て立体的に見えます

交差法 平行法と、ほぼ同じ見え方です

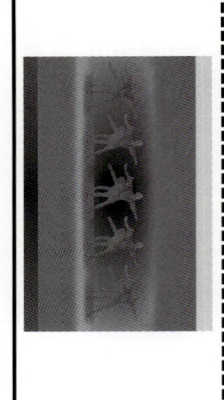

P135 Golden Eye

平行法 奥行きが出て立体的に見えます

交差法 平行法と、ほぼ同じ見え方です

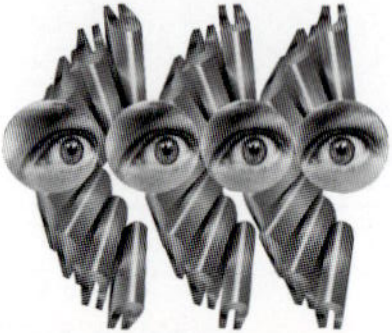

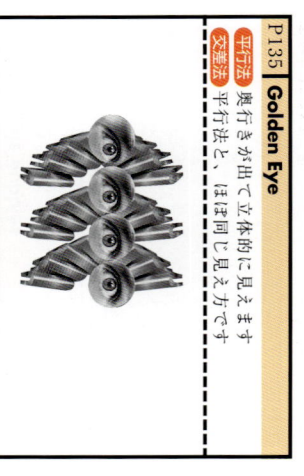

P136 Tiles

平行法 奥行きが出て立体的に見えます

交差法 平行法と、ほぼ同じ見え方です

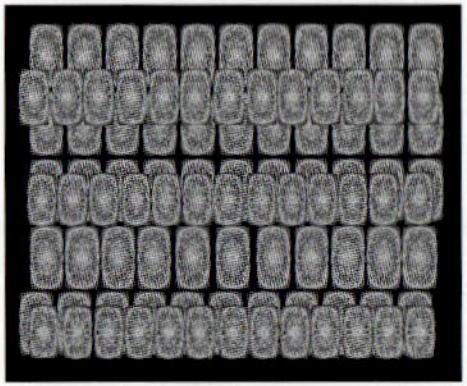

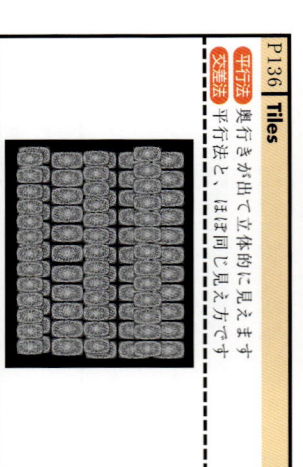

P137 Venetian Squares

平行法 奥行きが出て立体的に見えます

交差法 平行法と、ほぼ同じ見え方です

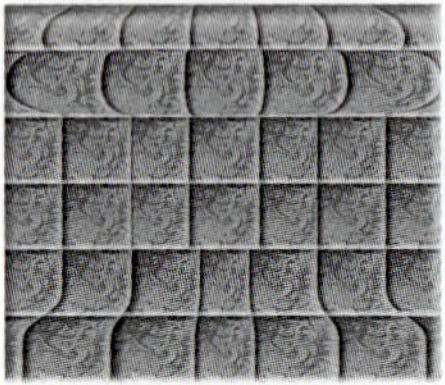

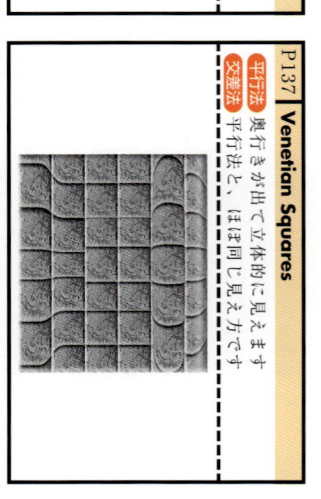

P138 **Koran Text**

平行法 奥行きが出て立体的に見えます

交差法 平行法と、ほぼ同じ見え方です

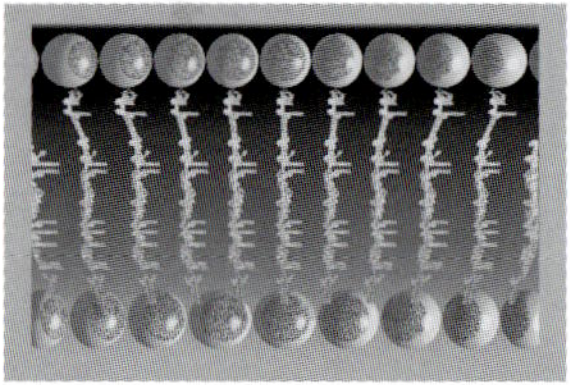

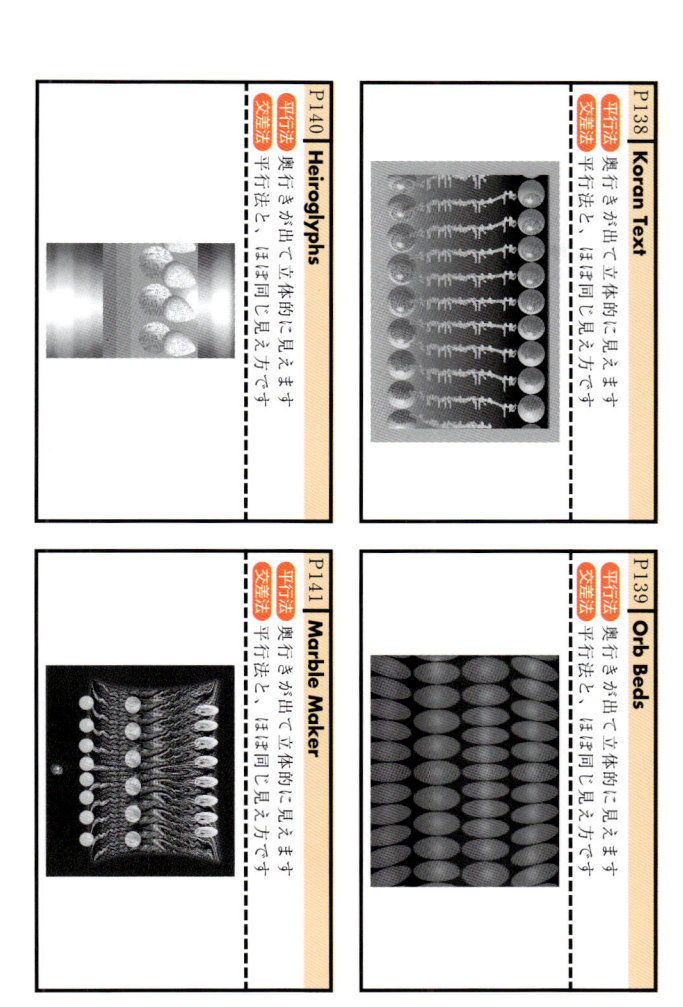

P139 **Orb Beds**

平行法 奥行きが出て立体的に見えます

交差法 平行法と、ほぼ同じ見え方です

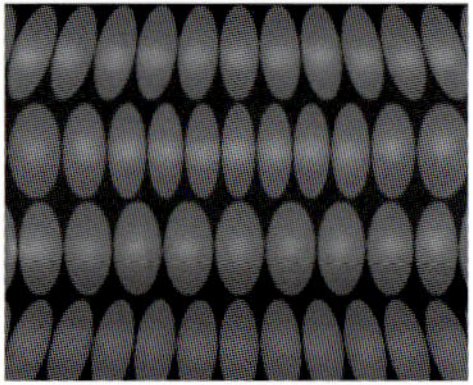

P140 **Heiroglyphs**

平行法 奥行きが出て立体的に見えます

交差法 平行法と、ほぼ同じ見え方です

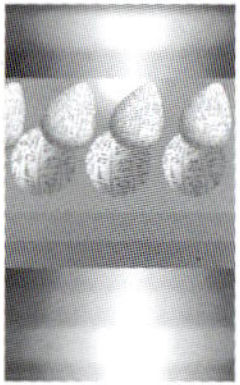

P141 **Marble Maker**

平行法 奥行きが出て立体的に見えます

交差法 平行法と、ほぼ同じ見え方です

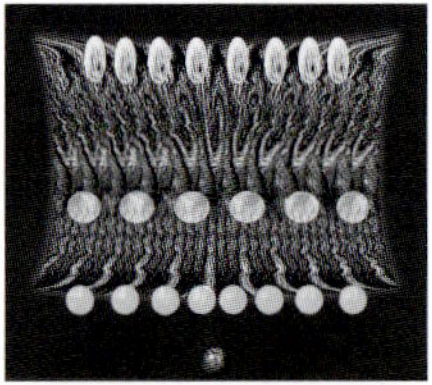

第4章

MAGICAL EYE

読者の声

「マジカル・アイ」シリーズも6作をこえ読者からも好評を得ております。この章では、シリーズ6作に寄せられた読者のおたよりの中から代表的なコメントを1部抜粋し、掲載させていただきました。

10分ほどで見れるようになりました。鏡の中に迷い込んだような不思議さに、しばらく目が釘付けになりました

61歳・女性・主婦

あまりの面白さに一晩で全部見ました！

16歳・男性・高校生

新聞の文字が良く見えるようになって、目がしょぼしょぼしなくなりました

64歳・女性・会社員

見えたときの快感は、味わったものにしかわからない！

41歳・男性・会社員

0・6だった視力が、開始12日目で1・0まで回復した

11歳・男性・学生

画面の立体感・光沢感がすばらしい！　他人にも勧めたくなり、知人に会うときには手土産のつもりで贈っている。値段も手頃であり、お菓子などよりいい

64歳・男性・会社員

万華鏡を見ているようで、ワクワクして楽しみ

56歳・女性・主婦

未知の世界を探検しているような気分になります
52歳・男性・会社員

いろいろな視力回復法も試したのですが、**面倒くさくて続きません**でした。でも、この本は色も鮮やかで楽しく、**見るだけでいいから、**面倒くさがりの私にはピッタリです
22歳・女性・自家営業

学校のみんなで、**ワイワイ**楽しんでいます
12歳・女性・中学生

楽しみながら**目の疲れがとれる**のが嬉しいです
18歳・男性・学生

確かに目が良くなっていると感じる。裸眼**0・05だったのが0・2**くらいになった。
42歳・女性・ライター

苦労していた免許の更新が、今回はあっさり通ったので**効果は絶大**だったと思う
71歳・男性・自営業

2週間目にようやく見えるようになり、一か月たった今、**少しづつ視力が回復**しつつあるようです

41歳・女性・主婦

暇つぶしに見てみたらハマってしまい、最後まで挑戦してしまいました

23歳・女性・看護師

一週間で今までの**老眼鏡の度が強くなりすぎ**、買い換えました

57歳・男性

綺麗に見えた時の嬉しさ、3Dの面白さに**つい引き込まれていく**。どうしてイラストが、このように見えるのか不思議

53歳・女性・主婦

絵だけ見ていてもカラフルで綺麗なので、**インテリアとしても楽しめ**、気に入っています

39歳・女性・無職

初めて見えたとき、**思わず叫んで**しまいました

32歳・女性・会社員

家族全員で楽しんでいます。不思議な世界に感動します　42歳・女性・店員

目がさえる！　45歳・男性・無職

マジカル・アイを始める前は0・2だった視力が、二か月で0・8まで回復しました　39歳・男性・会社員

仕事で目が疲れた時に5～10分見ると目がスッキリする。少しずつ、時間があるときに出来るのがうれしいです。視力も戻ってきたような気が　45歳・女性・会社員

どうしてこんな風に見えるのか、遠近感の不思議におどろいています。どうなっているかと、思わずイラストに手を入れてみてしまいました　60歳・女性・主婦

魔法の鏡だ！　この世界にハマってしまいそう　24歳・女性・主婦

一日で全部見てしまうのはもったいないので一日6、7作品に絞って見ています。とにかく楽しい!!

73歳・女性・主婦

購入して日も浅いですが、効果があるように思います。これからは衰えていくばかりの体を少しでも長くこのままの状態より少しでも長く、維持していきたいと思ってます

54歳・女性・会社員

老眼・近眼を改善したくて買ったが、イラストがあまりにも良くてはまってしまった。このイラストにはロマンがある

49歳・女性・主婦

9ヵ月間、毎日3分続けて、最初は0・01だった視力が0・6になりました! 今はメガネがなくてもほとんど見えます!

20歳・女性・会社員

何が出てくるかワクワク。神秘的で美しい絵が多いので、とても感動する

53歳・女性・主婦

老眼なので交差法で30秒つづ見ています。初めは見えなくても、ゆっくり眺めながらページをめくっていると急に立体に見えてきて、不思議な世界に感動！

64歳・女性・主婦

立体像が出てくると心躍る。孫にも息子にも教えたいと思う

65歳・女性・主婦

私の心を和ませてくれる楽しい読み物です

70歳・女性・無職

最初は、本当に見えるのか不安だった。でも本の通りにやってみたら見えて、めちゃめちゃ感動した

12歳・女性・学生

すんごく楽しいミステリー・ワールドでした

11歳・男性・小学生

ダイナミックで深い奥行きを持つ抽象的な空間が、とても好きです。

39歳・女性・会社員

毎日3分間続けていたら、視力が0・6から1・0になってびっくり！
60歳・男性・会社員

年甲斐も無くはまってしまいました。目の前の絵が、突如透明度のある輝きと共に新しく生まれ変わる不思議さ。思わずにっこり、幸せな気分になります
52歳・女性・主婦

目の疲れによる頭痛や不眠に悩んでいましたが、読み始めてから目の疲れが軽くなった気がします
39歳・女性・公務員

感激した。心が洗われた
63歳・男性・自営業

ガラスのむこうに、おとぎの国が見えているようで素晴らしい
81歳・女性・無職

視力が回復し、免許書更新時のメガネ検査が必要なくなりました
26歳・男性・会社員

宝島社
文　庫

どんどん目が良くなる
マジカル・アイ
MINI （どんどんめがよくなる　まじかる・あい　みに）

2004年3月10日第1刷発行
2007年8月22日第15刷発行

編者　別冊宝島編集部
発行人　蓮見清一
発行所　株式会社 宝島社
〒102-8388　東京都千代田区一番町25番地
電話：営業 03(3234)4621／編集 03(3239)0069
振替：00170-1-170829　㈱宝島社
印刷・製本　図書印刷株式会社

ISBN978-4-7966-3980-4

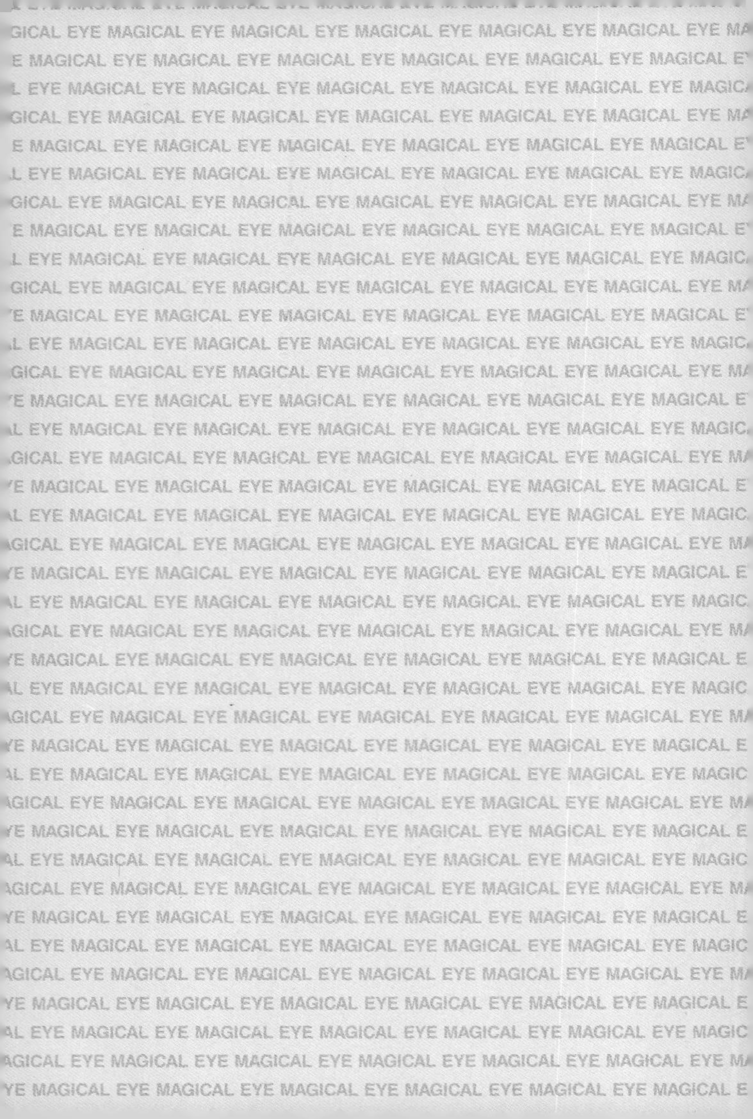

GICAL EYE MAGICAL EYE MAGICAL EYE MAGICAL EYE MAGICAL EYE MAGICAL EYE MA
E MAGICAL EYE MAGICAL EYE MAGICAL EYE MAGICAL EYE MAGICAL EYE MAGICAL E
L EYE MAGICAL EYE MAGICAL EYE MAGICAL EYE MAGICAL EYE MAGICAL EYE MAGIC
GICAL EYE MAGICAL EYE MAGICAL EYE MAGICAL EYE MAGICAL EYE MAGICAL EYE MA
E MAGICAL EYE MAGICAL EYE MAGICAL EYE MAGICAL EYE MAGICAL EYE MAGICAL E
L EYE MAGICAL EYE MAGICAL EYE MAGICAL EYE MAGICAL EYE MAGICAL EYE MAGIC
GICAL EYE MAGICAL EYE MAGICAL EYE MAGICAL EYE MAGICAL EYE MAGICAL EYE MA
E MAGICAL EYE MAGICAL EYE MAGICAL EYE MAGICAL EYE MAGICAL EYE MAGICAL E
L EYE MAGICAL EYE MAGICAL EYE MAGICAL EYE MAGICAL EYE MAGICAL EYE MAGIC
GICAL EYE MAGICAL EYE MAGICAL EYE MAGICAL EYE MAGICAL EYE MAGICAL EYE MA
E MAGICAL EYE MAGICAL EYE MAGICAL EYE MAGICAL EYE MAGICAL EYE MAGICAL E
L EYE MAGICAL EYE MAGICAL EYE MAGICAL EYE MAGICAL EYE MAGICAL EYE MAGIC
GICAL EYE MAGICAL EYE MAGICAL EYE MAGICAL EYE MAGICAL EYE MAGICAL EYE MA
E MAGICAL EYE MAGICAL EYE MAGICAL EYE MAGICAL EYE MAGICAL EYE MAGICAL E
L EYE MAGICAL EYE MAGICAL EYE MAGICAL EYE MAGICAL EYE MAGICAL EYE MAGIC
GICAL EYE MAGICAL EYE MAGICAL EYE MAGICAL EYE MAGICAL EYE MAGICAL EYE MA
E MAGICAL EYE MAGICAL EYE MAGICAL EYE MAGICAL EYE MAGICAL EYE MAGICAL E
L EYE MAGICAL EYE MAGICAL EYE MAGICAL EYE MAGICAL EYE MAGICAL EYE MAGIC
GICAL EYE MAGICAL EYE MAGICAL EYE MAGICAL EYE MAGICAL EYE MAGICAL EYE MA
E MAGICAL EYE MAGICAL EYE MAGICAL EYE MAGICAL EYE MAGICAL EYE MAGICAL E
L EYE MAGICAL EYE MAGICAL EYE MAGICAL EYE MAGICAL EYE MAGICAL EYE MAGIC
GICAL EYE MAGICAL EYE MAGICAL EYE MAGICAL EYE MAGICAL EYE MAGICAL EYE MA
E MAGICAL EYE MAGICAL EYE MAGICAL EYE MAGICAL EYE MAGICAL EYE MAGICAL E
L EYE MAGICAL EYE MAGICAL EYE MAGICAL EYE MAGICAL EYE MAGICAL EYE MAGIC
GICAL EYE MAGICAL EYE MAGICAL EYE MAGICAL EYE MAGICAL EYE MAGICAL EYE MA
E MAGICAL EYE MAGICAL EYE MAGICAL EYE MAGICAL EYE MAGICAL EYE MAGICAL E
L EYE MAGICAL EYE MAGICAL EYE MAGICAL EYE MAGICAL EYE MAGICAL EYE MAGIC
GICAL EYE MAGICAL EYE MAGICAL EYE MAGICAL EYE MAGICAL EYE MAGICAL EYE MA
E MAGICAL EYE MAGICAL EYE MAGICAL EYE MAGICAL EYE MAGICAL EYE MAGICAL E
L EYE MAGICAL EYE MAGICAL EYE MAGICAL EYE MAGICAL EYE MAGICAL EYE MAGIC
GICAL EYE MAGICAL EYE MAGICAL EYE MAGICAL EYE MAGICAL EYE MAGICAL EYE MA
E MAGICAL EYE MAGICAL EYE MAGICAL EYE MAGICAL EYE MAGICAL EYE MAGICAL E
L EYE MAGICAL EYE MAGICAL EYE MAGICAL EYE MAGICAL EYE MAGICAL EYE MAGIC
GICAL EYE MAGICAL EYE MAGICAL EYE MAGICAL EYE MAGICAL EYE MAGICAL EYE MA
E MAGICAL EYE MAGICAL EYE MAGICAL EYE MAGICAL EYE MAGICAL EYE MAGICAL E
L EYE MAGICAL EYE MAGICAL EYE MAGICAL EYE MAGICAL EYE MAGICAL EYE MAGIC
GICAL EYE MAGICAL EYE MAGICAL EYE MAGICAL EYE MAGICAL EYE MAGICAL EYE MA
E MAGICAL EYE MAGICAL EYE MAGICAL EYE MAGICAL EYE MAGICAL EYE MAGICAL E